Les **vaccins** en question

Édition originale : *Vaccination : A Catholic Perpective,* Kolbe Center for the Study of Creation

(952 Kelly Rd, Mt Jackson, VA 22842, États-Unis).

Cidex 811, 16 rue d'Auxerre, 89460 Bazarnes (France)

ISBN : 979-1-09760-311-3

Deuxième édition revue et augmentée

Dépôt légal : novembre 2021

Les **vaccins** en question

Quelle science ?
Quelle sécurité ?
Quelle morale ?

Sommaire

Préface

Il était une vérité durement acquise, mais largement admise, selon laquelle nous naissions libres... Nous étions d'ailleurs des multitudes à vivre avec l'intime conviction que Dieu nous avait créés libres ! Pourtant, tel un obstacle philosophiquement insurmontable, l'impensable obligation vaccinale – qu'elle soit déguisée ou ciblée – se dresse face à nous, et de façon mondiale. Posés comme un gage de notre liberté, les vaccins et autres injections nous sont collectivement imposés.

Dressée comme un mur diviseur jetant épars à ses pieds les «volontaires» et ceux «convaincus qu'ils n'en ont pas besoin» (ou pas envie, ou souffrant de contre-indications), cette vaccination deviendrait incontournable. De fait, elle met en échec toutes nos aspirations à la liberté, et aussi notre audacieuse ambition de vouloir vivre ensemble, en paix et en harmonie avec nos différences. Or la gestion de notre capital-santé par l'État divise fondamentalement. Cette prise de pouvoir se fait au détriment de la diversité culturelle, faisant fi des racines d'une entité propre à chaque famille, celle, par exemple, des recettes ou remèdes fameux de grands-mères... Cette politique conduit au désespoir ceux qui s'étaient évertués à prendre bien soin de leur santé, par moult précautions; car la prévention existe bel et bien, avant que d'être une branche de la médecine... Contre toute attente, la construction de ce mur, bien loin de susciter une saine colère, s'accompagne de la destruction de pans entiers de ce qui faisait notre patrimoine culturel, sans que personne ne semble s'en émouvoir.

Sous les coups de boutoir d'une «urgence sanitaire», les coutumes les mieux établies dans nos sociétés s'écroulent, après que les mots du paysage médical (pandémie, morbidité, immunité et même vaccination) ont perdu leur exactitude pour devenir des leitmotivs médiatiques. Il ne reste plus pierre sur pierre, et les plus sensibles entendent déjà les lamentations des enfants, désignés – eux – comme récipiendaires de cette expérimentation, eux qui n'étaient pas concernés par la maladie. C'est Rachel qui pleure ses enfants... Il est urgent de retrouver nos esprits, de sortir de l'instant et de prendre un peu de recul sur ce tsunami civilisationnel de prise en charge de la santé au prisme du «Tous Vaccinés». *Mens sana in incorpore sano,* disait déjà l'adage des Anciens. Plus que jamais menacés par cette obsession maniaque à nous injecter, aussi funeste à nos libertés qu'à notre autonomie à disposer de notre propre corps, veillons à conserver un esprit sain dans un corps sain!

Tel est précisément le but de cet ouvrage de Pamela Acker: mettre la vaccination en perspective, retracer son histoire depuis l'origine, bien distinguer la «théorie» de la vaccination (c'est-à-dire ce qui est enseigné dans les manuels, y compris ceux des facultés de médecine) et la «réalité» de la vaccination (en quoi elle consiste vraiment, avec ses multiples effets physiologiques immédiats et à long terme). Cette plongée rétrospective offre aussi l'occasion de bien comprendre que les découvreurs d'alors ne disposaient pas de nos connaissances, et que les questions qui demeurent sur notre système immunitaire et sa prodigieuse horlogerie fine devraient, justement, nous inciter à revisiter leurs inventions avec leurs inévitables biais.

Enfin, Pamela Acker nous offre dans ce livre la possibilité de poser un regard à nouveau humain sur la vaccination, dans le but de bien comprendre ce qu'est l'Homme lui-même: non pas un simple animal, le cobaye d'une campagne vaccinale, mais une authentique «image de Dieu», au sein de laquelle le psychisme et le spirituel comptent plus encore que la physiologie. On ne peut pas impunément, on ne doit pas précipitamment introduire dans ce merveilleux corps humain n'importe quelle substance, même et surtout une substance immunoactive. Devenu le théâtre d'un mélange d'espèces recombinées et d'acquisition de nouvelles informations génétiques au cours de cette dernière campagne anti-COVID-19, notre corps se retrouve sous la menace des marchands du Temple. Avec cette « perspective catholique sur la vaccination » solidement référencée et riche de profondes convictions, l'ouvrage de Pamela Acker sera, j'en suis convaincue, une source d'éveil, de lumière et d'espoir pour ses lecteurs.

Alexandra Henrion-Caude[1]

1. Généticienne spécialiste des ARN, ancienne directrice de recherche à l'Inserm, récipiendaire du Prix de l'Eisenhower Fellowship en 2013, membre du Conseil scientifique de l'Espace Éthique Île-de-France depuis 2018.

En témoignage de reconnaissance
envers le père Thomas Hickey,
qui m'a appris à être une meilleure
catholique et une meilleure scientifique.

Une Perspective Catholique sur la Vaccination

Toute intervention médicale de caractère préventif, diagnostique ou thérapeutique ne doit être mise en œuvre qu'avec le consentement préalable, libre et éclairé de la personne concernée, fondé sur des informations suffisantes. Dans certains cas, le consentement devra être exprimé et la personne concernée pourra le retirer à tout moment et pour toute raison sans qu'il en résulte pour elle aucun désavantage ni préjudice.

Déclaration universelle sur la bioéthique et les droits de l'homme[2]

La vaccination des enfants et des nourrissons contre ce que l'on appelle communément les «maladies infantiles évitables» est un sujet très controversé. D'une part, les partisans de la vaccination la considèrent non seulement comme une nécessité médicale pour les personnes vaccinées, mais aussi comme un devoir éthique pour le bien commun de la société (tant ici qu'à l'étranger). D'autre part, des centaines de milliers de personnes font état de ce que l'on appelle des «effets indésirables» des vaccins, des affaires qui restent largement anecdotiques par nature mais qui ont de graves implications si elles sont vraies. Les partisans des vaccins nous invitent à rejeter de telles histoires au motif que les preuves scientifiques suggèrent que les vaccins sont sûrs et efficaces, tandis que les opposants aux vaccins affirment que les cas mêmes qu'ils signalent (ainsi que des informations supplémentaires sur la toxicité des différents composants des vaccins)

2. Organisation des Nations Unies pour l'éducation, la science et la culture (UNESCO) http://portal.unesco.org/fr/ev.php-URL_ID=31058&URL_DO=DO_TOPIC&URL_SECTION=201.html. Consulté le 26 Octobre 2019.

sont les preuves scientifiques nécessaires pour invalider les allégations de sécurité et d'efficacité. Un peu comme dans le débat sur la théorie de l'évolution, les deux camps examinent les mêmes données expérimentales, mais ils arrivent à des conclusions étonnamment différentes.

Parallèlement, il existe également une confusion chez les catholiques quant à savoir s'il est moralement admissible de refuser la vaccination (à la lumière des préoccupations concernant la possibilité de compromettre l'immunité collective* dans la population) mais aussi quant à savoir s'il est moralement admissible de recevoir la vaccination (compte tenu par exemple de l'utilisation de cellules de fœtus avortés dans le développement de certains vaccins).

Afin d'apporter une réponse cohérente à la controverse qui entoure la vaccination, il est impératif d'examiner la question sous de multiples angles, notamment celui de l'histoire de la vaccination, de la biologie du système immunitaire et de l'induction de la réponse vaccinale, de la sécurité des vaccins à la lumière de notre compréhension de ces principes biologiques, de la moralité de la vaccination (en particulier en tant que question pro-vie, qui concerne à la fois le concept d'immunité collective et l'utilisation de cellules fœtales avortées), et des alternatives rationnelles à la vaccination de masse. Une autre facette de la discussion qui sera propre à cette étude consiste à examiner la relation entre l'idéologie derrière la vaccination et le paradigme omniprésent de la théorie de l'évolution telle qu'elle affecte la médecine moderne. Tous ces sujets seront abordés dans les pages qui suivent.

---

* Expliquée brièvement, la notion d'immunité collective consiste à dire que si un nombre suffisant d'individus d'un groupe sont immunisés contre une maladie, celle-ci ne se propagera pas au sein du groupe (qu'il s'agisse d'une population locale, d'une nation ou de la population mondiale), car la probabilité qu'un individu infecté entre en contact avec un individu sensible sera assez faible. La maladie ne serait transmise que de manière inefficace, voire pas du tout, et la possibilité d'épidémie serait réduite. L'immunité collective est, en fin de compte, l'objectif des programmes de vaccination de masse et les partisans de la vaccination fondent leur argumentation sur l'idée que l'obtention d'une immunité collective est un aspect du bien commun.

Brève histoire de la vaccination

Les critiques amateurs aiment souvent rejeter les anecdotes comme étant « non scientifiques », mais c'est faux : les anecdotes sont des preuves plus faibles que les essais cliniques, mais elles ne sont pas dépourvues de valeur et représentent souvent le premier signal d'un problème.

Dr. Ben Goldacre[3]

Comme il est bon de présenter ses références dès le début d'un débat, je commencerai par une brève introduction de ma propre histoire avec la controverse sur les vaccins, en remontant à la fin des années 1990. En tant qu'étudiante en biologie au lycée, j'étais fascinée par l'immunologie et la génétique, et très intéressée par la recherche sur la modification génétique des plantes à fruits pour la production de vaccins. L'idée me paraissait spécialement séduisante car cette technique aurait donné une méthode beaucoup plus raisonnable pour stocker et transporter des doses de médicaments vitaux dans les pays du tiers-monde. Finalement, cette technologie fut abandonnée car il était impossible de standardiser le dosage d'antigènes vaccinaux* dans les fruits, mais cela n'a pas freiné mon enthousiasme pour les vaccins ou la génétique. C'est aussi vers cette époque que j'ai fait connaissance avec

3. Goldacre B., *Bad Pharma*, New York, Faber and Faber, 2012, p. 87.

* Un antigène est un marqueur moléculaire qui permet à une cellule d'être reconnue par le système immunitaire. Il s'agit souvent d'un glucide ou d'une protéine et, en raison de sa forme unique, il peut servir de «marqueur» pour identifier un type particulier d'agent pathogène. Le lecteur curieux peut trouver plus d'informations sur les antigènes à : https://medlineplus.gov/ency/article/002224.htm.

le travail des *Children of God for Life*, une organisation catholique qui sensibilise à l'utilisation immorale de tissus fœtaux avortés dans les vaccins[4]. Mon intérêt pour les vaccins à base de plantes était en grande partie motivé par le désir de développer des alternatives éthiques aux vaccins non éthiques. J'ai étudié la biologie à l'université et postulé pour le Danforth Center (la principale institution de recherche étudiant les vaccins végétaux génétiquement modifiés), mais j'ai fini par travailler en génomique et, plus tard, dans l'enseignement. Je mis en réserve l'idée de développer des vaccins et j'ai essayé de trouver d'autres moyens de soutenir la cause pro-vie.

Environ six ans plus tard, la question des vaccins refit surface. Je décidai de retourner à l'université pour poursuivre mes études en biologie et fus acceptée au laboratoire Rao de l'Université Catholique d'Amérique (CUA). C'est là que j'ai travaillé directement sur la recherche d'un vaccin contre le VIH. Ma participation au projet était principalement axée sur la recherche de méthodes moléculaires permettant de cibler notre nouveau vecteur d'administration de vaccins (qui était une forme modifiée d'un virus E. coli) pour interagir directement avec les cellules du système immunitaire. J'ai fini par démissionner de mon poste au laboratoire et j'ai abandonné mes recherches pour le doctorat lorsque j'ai appris que les antigènes du vaccin étaient produits sur une souche de cellules fœtales avortées (HEK-293).

4. *Children of God for Life*. https://cogforlife.org/. Leur tableau des vaccins (https://cogforlife.org/wp-content/uploads/vaccineListOrigFormat.pdf) constitue une excellente référence rapide sur les vaccins non éthiques et sur toutes les alternatives disponibles.

* Au printemps 2011, les responsables de la CUA ont décidé que, bien que le prélèvement de cellules fœtales avortées ne soit plus autorisé, les laboratoires qui disposaient de ces cellules pourraient les utiliser jusqu'à épuisement. Il est peu probable que les décideurs aient eu conscience qu'un stock important de cellules HEK-293 était conservé dans les congélateurs, et que ces cellules pourraient être mises en culture pendant de nombreuses années avant que les laboratoires ne dussent en commander de nouvelles. Si cette politique a changé dans les années suivantes, ce fut seulement pour devenir moins restrictive : le dernier article publié par le Rao Lab (avril 2020) énumère les cellules HEK-293 dans la section « Matériels et méthodes ». Voir aussi : Zhu, J., Tao, P., Mahalingam, M. and Rao, V. (2020). « Preparation of a Bacteriophage T4-based Prokaryotic-eukaryotic Hybrid Viral Vector for Delivery of Large Cargos of Genes and Proteins into Human Cells ». *Bio-protocol* 10(7): e3573. doi: 10.21769/BioProtoc.3573.

J'ai continué à mener des recherches sur le VIH et les vaccins même après avoir quitté le laboratoire et, bien que je ne fusse pas d'accord avec la position éthique que l'université a finalement adoptée*, je lui suis reconnaissante de l'expérience acquise en passant près d'un an dans la recherche d'un nouveau vaccin. Cela m'a donné, sur ce sujet complexe, un aperçu qui s'est avéré inestimable.

Maintenant, je vais passer de mon histoire personnelle à l'histoire plus générale de la vaccination. Le sujet est particulièrement important, parce qu'une grande partie de la véritable histoire de la vaccination n'est jamais enseignée dans les écoles et que le parti-pris avec lequel une grande partie des informations sont présentées brouille invariablement la question.

Edward Jenner et le vaccin contre la variole

Si vous avez été confronté à des informations sur le développement de la vaccination dans un cours de biologie au lycée ou en lisant une histoire scientifique vulgarisée, vous avez certainement entendu le nom d'Edward Jenner. Dans la culture populaire, Jenner est célébré et entouré d'un halo presque messianique pour avoir fait la découverte la plus importante dans les annales de la médecine moderne[5]. L'attachement émotionnel à l'idée des «vaccins qui sauvent la vie» est si enraciné dans notre culture que nos bibliothèques municipales ont même sur leurs étagères des livres pour enfants qui portent des titres tels que «Vous ne voudriez pas vivre dans un monde sans vaccins!»[6]. Bien que cette auréole populaire soit attrayante – car il existe une tendance humaine à idolâtrer les personnages historiques importants – il est utile de lever le rideau pour observer les véritables événements qui ont accompagné l'introduction et la diffusion de la vaccination à une large échelle.

5. NOVA. *Vaccines: Calling the Shots*, 2014. DVD. Boston: PBS.
6. Rooney A. *You Wouldn't Want to Live Without Vaccinations*. Brighton, UK: The Salariya Book Company, 2015.

La variole était une maladie grave au XIXe siècle, faisant environ 15 millions de victimes en Europe tous les 25 ans au cours de ce siècle[7]. En raison de la gravité de la maladie, les individus étaient ouverts à toute méthode promettant une protection, même si elle pouvait causer d'autres problèmes de santé potentiellement graves. En Angleterre, à l'époque de Jenner, une pratique de protection appelée «variolisation» était couramment pratiquée. Elle consistait à prendre des croûtes séchées sur les victimes de la variole et à les broyer pour en faire une préparation qu'une personne saine pouvait ensuite inhaler[8]. On pouvait également, par griffure, introduire cette matière à la surface du bras d'une personne[9]. Cette pratique était quelque peu grotesque et, comme effet secondaire malheureux, elle pouvait entraîner la contamination du patient par la variole, voire sa mort. En outre, elle déclenchait souvent de véritables épidémies de variole lorsque le virus se propageait aux contacts du patient[10]. Selon certaines estimations :

> Au cours des 38 années précédant le début de l'inoculation [variolisation par scarification du bras] en 1721, le nombre de décès dus à la variole était de 90 pour 1 000 par rapport au nombre de naissances et de 64 pour 1 000 par rapport au nombre d'enterrements. Au cours des 38 années qui ont suivi le début de l'inoculation, le nombre de décès dus à la variole par rapport au nombre de naissances est passé à 127 pour 1 000 (soit une augmentation de 41 %) et, par rapport au nombre d'enterrements, à 81 pour 1 000 (soit une augmentation de 27 %)[11].

L'inefficacité de la variolisation conduisit des individus entreprenants à chercher une autre méthode de protection contre «la vérole». La version la plus connue de l'histoire raconte qu'Edward Jenner avait remarqué que les vachères, souvent infectées par la vaccine (la variole des vaches) à cause des vaches qu'elles

7. Diodati CJM. *Immunization: History, Ethics, Law and Health.* Ontario: Integral Aspects Incorporated, 1999, p. 4.
8. Rooney A. *You Wouldn't Want to Live Without Vaccinations.* Brighton, UK: The Salariya Book Company, 2015.
9. Humphries S. and Bystrianyk R. *Dissolving Illusions.* Printed by author. 2015, p 66-67.
10. *Ibid.*, p. 88-94.
11. *Ibid.*, p. 62. cf. «The Practice of Inoculation Truly Stated,» *The Gentleman's Magazine and Historical Chronicle*, vol. 34, 1764, p. 333.

traient, étaient généralement immunisées contre la variole. Il se demanda si l'inoculation de la vaccine chez une personne pourrait la protéger contre la redoutable variole. En réalité, Jenner ne fut pas le premier à remarquer ce phénomène, ni le premier à le tester. Un fermier nommé Benjamin Jesty essaya délibérément d'infecter sa femme et ses deux fils avec la variole 22 ans avant que Jenner ne réalise son expérience avec son propre fils et un garçon voisin, James Phipps, en 1796[12].

Contrairement à Jesty, Jenner ne se procura pas le matériel pathogène directement d'une vache, mais des pustules sur la main d'une laitière (Sarah Nelmes) qu'il présumait atteinte de la variole*. Il inocula les deux garçons, puis exposa délibérément Phipps à la variole en introduisant du sérum infecté directement dans le bras du garçon par deux incisions[13]. Phipps ne développa pas la variole, et selon la plupart des histoires connues aujourd'hui, ce développement fut salué comme une découverte médicale majeure. La vaccination était désormais inaugurée.

Quelques détails clés sont toutefois omis de ce récit. En 1798, Jenner mit au point un nouveau vaccin qui combinait une matière pathogène connue comme «graisse de cheval»** avec la matière infectée par la variole des vaches – et le présenta comme plus efficace que son sérum initial. Cependant, des expériences montrèrent que le nouveau traitement n'était pas du tout efficace, et Jenner recommença à promouvoir sa concoction antivariolique

12. *Ibid.*, p. 62- 65.
13. Diodati CJM. *Immunization: History, Ethics, Law and Health.* Ontario: Integral Aspects Incorporated, 1999, p. 5.

* Aucun test sérologique ne fut effectué pour confirmer la nature du matériel pathogène, et cette absence de test est restée un problème tout au long de l'histoire de la vaccination antivariolique. Souvent, les médecins eux-mêmes ne connaissaient pas la nature réelle du matériel infectieux qu'ils injectaient – qu'il s'agisse de la variole humaine, de celle des vaches, des lapins, des mules ou de la variole d'une autre espèce, ou qu'il soit contaminé par d'autres maladies transmissibles comme la syphilis ou la fièvre aphteuse. (Voir Humphries et Bystrianyk, 2015, p. 65-69).

** Cette pathologie se retrouvait couramment chez les chevaux de trait élevés dans des conditions insalubres; elle était souvent confondue avec la variole équine. (Voir aussi: Diodati, 1999, p. 23, n 16.)

originale[14]. Le public était également mal à l'aise à l'idée d'être infecté par des matières pathogènes provenant d'animaux, ce qui contribua à faire échouer le nouveau vaccin de Jenner, mais qui contribua également à diffuser l'échange de matières affectées par la variole entre les patients humains qui avait été inoculés. On ouvrait une pustule de variole sur un patient vacciné, et le matériel était incisé par griffure dans le bras d'un autre patient dans le but de le vacciner contre la maladie[15]. Cela provoqua la transmission par la vaccination d'un certain nombre de maladies graves à diffusion hématogène, notamment la tuberculose, la variole et la syphilis. Après l'instauration des campagnes de vaccination obligatoires au Royaume-Uni, le taux de mortalité des nourrissons atteints de syphilis fut multiplié par deux en un an[16]. Le fils de Jenner et celui de James Phipps décédèrent tous les deux après leurs vingt ans d'une tuberculose[17] qui leur avait probablement été transmise par la vaccination initiale de Jenner.

Presque dès le début, les affirmations de Jenner relatives à une immunité à vie furent contestées par des professionnels de la médecine. En quelques années seulement, les estimations de persistance immunitaire suggéraient que son vaccin n'offrait qu'un à dix ans de protection contre la variole. En 1911, un médecin allait jusqu'à recommander une revaccination annuelle pour la variole, comme c'est maintenant le cas pour la grippe[18]. Cependant, la revaccination systématique provoqua des épidémies de variole en Angleterre et dans d'autres régions d'Europe[19]. Quand le vaccin commença à être fabriqué à grande échelle, la contamination par la fièvre aphteuse s'avéra débilitante, voire mortelle, chez certaines personnes recevant le vaccin[20]. Malgré tous ces problèmes, les lois sur la vaccination obligeaient les parents à payer une amende ou à aller en prison pour avoir refusé de vacciner

14. *Ibid.*
15. Humphries S. and Bystrianyk R. *Dissolving Illusions*. Printed by author. 2015, p. 66-67.
16. Hail AR. *The Medical Voodoo*. Gotham House, New York. 1935, p 66. *Voir* Diodati, 1999, p. 22.
17. Diodati CJM. *Immunization: History, Ethics, Law and Health*. Ontario, CN: Integral Aspects Incorporated, 1999, p. 22-23.
18. Humphries S. and Bystrianyk R. *Dissolving Illusions*. Autoédition. 2015, p 63-64.
19. *Ibid.*, p. 59-95.
20. *Ibid.*, p. 96-112.

leurs enfants, même si un membre de la famille avait déjà eu une réaction grave ou mortelle au vaccin antivariolique[21].

Ce n'est là qu'une petite partie du tableau concernant l'avènement de la vaccination, et on pourrait en dire bien plus sur ce vaccin antivariolique et sur les autres. Pour un compte rendu plus détaillé de l'histoire de la vaccination, y compris un traitement approfondi de l'histoire des vaccins contre la polio et la rougeole, je renvoie le lecteur au livre *Dissolving Illusions* écrit par le Dr Suzanne Humphries et Roman Bystrianyk. Ils ont accompli plus de travail pour éclairer le sujet que je ne pourrais le faire ici, et leur livre est extrêmement bien référencé avec de nombreuses sources primaires provenant de revues médicales des périodes qu'ils décrivent.

Vaccination ou mesures sanitaires ?

Ces deux auteurs ont rendu un autre immense service au débat sur la vaccination en fournissant une quantité considérable de preuves que les taux de mortalité dans les principales maladies susceptibles de vaccination étaient en baisse bien avant l'introduction des vaccins[22]. Les taux locaux élevés de mortalité des maladies avant les vaccinations peuvent être attribués à juste titre aux facteurs suivants :

- Logements insalubres : à l'époque de l'industrialisation, de nombreux individus quittèrent les zones rurales pour les villes. L'afflux des personnes était trop massif pour être absorbé par les structures de logement existantes, et les gens étaient donc contraints de partager des espaces surpeuplés dans des maisons de location. Dans certains cas, de petites familles partageaient des espaces aussi petits qu'un dressing contemporain[23].
- Assainissement déficient : les logements surpeuplés entraînaient une mauvaise évacuation des déchets. Parfois, un bâtiment entier était équipé d'une seule toilette extérieure, d'autres

21. *Ibid.*, p. 117.
22. *Ibid.*, p. 196-201.
23. *Ibid.*, p. 1-9.

fois, les déchets étaient déposés directement dans les allées. Cela avait un impact fortement négatif sur la qualité de l'eau disponible, car les déchets et même les eaux usées étaient déversées dans des cours d'eau qui servaient de source d'eau principale pour une zone donnée. La ventilation dans les immeubles d'habitation était également souvent mauvaise[24].

- Les animaux : non seulement les animaux domestiques vivaient en étroite proximité avec les hommes dans les logements surpeuplés, mais les animaux sauvages (principalement des rats, des insectes et des chiens) abondaient également. Parfois, les rats arrivaient même à attaquer les hommes[25].
- Une mauvaise alimentation : des animaux malades étaient souvent abattus et leur viande était commercialisée sous forme de saucisses ou de pâtés. Les quelques légumes que l'on pouvait obtenir en ville étaient souvent pourris. Le lait provenait de vaches élevées dans des conditions insalubres : sa mauvaise qualité était considérée comme responsable de la maladie et même de la mort d'un grand nombre d'enfants[26].
- Conditions de travail extrêmes : à cette époque, le travail des enfants était autorisé et de nombreux enfants travaillaient longtemps (jusqu'à 14-15 heures par jour) à des tâches pénibles. Cela entraînait non seulement une mortalité sur le lieu de travail (par exemple des enfants écrasés par des charrettes ou gravement brûlés lors du fonctionnement des fours), mais aussi des taux de mortalité élevés dus au surmenage et à l'épuisement constants. Les femmes ne s'en sortaient guère mieux à cette époque, travaillant souvent jusqu'à 100 heures par semaine[27].
- Privation de soins maternels : la fièvre puerpérale sévissait, et jusqu'à 50 % des mères mouraient pendant l'accouchement dans des hôpitaux particulièrement peu recommandables. Les mères qui survivaient pouvaient travailler de longues heures et rester souvent loin de leurs jeunes enfants. Ces deux facteurs

24. *Ibid.*, p. 1-11.
25. *Ibid.*, p. 12-14.
26. *Ibid.*, p. 14-17.
27. *Ibid.*, p. 18-30.

ont probablement contribué à une mortalité infantile et juvénile plus élevée que la normale, car les nourrissons étaient moins susceptibles d'être allaités et les enfants avaient moins de chances de recevoir des soins maternels adéquats[28].

La plupart de ces conditions déplorables étaient surmontées ou en voie de l'être au début du xxe siècle, avant l'introduction de la plupart des vaccins[29]. En effet, la variole elle-même semblait avoir perdu de sa contagiosité et les épidémies furent finalement endiguées par la quarantaine et les progrès sanitaires (y compris chez les populations qui n'étaient pas du tout vaccinées)[30]. Le fait que, dès le début du xxe siècle, des maladies telles que la peste, le choléra et la fièvre typhoïde furent reléguées au rang de fléaux du passé, donne plus de crédit encore à l'idée que c'est la salubrité et la qualité de vie, plutôt que la vaccination, qui ont fait baisser la mortalité due aux maladies[31]. Il n'était peut-être pas nécessaire d'essayer de modifier le système immunitaire en introduisant du matériel pathogène chez les individus en bonne santé. Toutefois, la vaccination étant devenue la norme plutôt que l'exception, le prochain domaine à explorer sur ce sujet est donc la biologie de la vaccination.

28. *Ibid.*, p. 31, 53-58.
29. *Ibid.*
30. *Ibid.*, p. 124-221.
31. Anderson HB. *State Medicine a Menace to Democracy*, 1920. p. 84.

La Biologie de la Vaccination

Les vaccins actuellement disponibles ont été largement développés de manière empirique, avec peu ou pas de compréhension de la façon dont ils activent le système immunitaire.

Plotkin's Vaccines[32]

L'histoire de la vaccination peut être examinée de façon critique, mais qu'en est-il de sa pratique à l'heure actuelle? À l'époque où Jenner introduisit le concept de vaccination comme méthode de prévention des maladies, on en savait très peu sur le fonctionnement du système immunitaire et ses opérations vitales dans l'organisme. Dans ce domaine, la science moderne a progressé si rapidement que ce que j'avais appris en premier cycle en 2004 était obsolète lorsque j'ai suivi des études de doctorat en 2010-2012, et ce que j'avais appris en deuxième cycle avait été remplacé par un ensemble encore plus complexe d'acteurs cellulaires et moléculaires dont les actions coordonnées défendent l'organisme contre tout envahisseur étranger. Lorsque ces envahisseurs ont la capacité de provoquer des maladies, on les qualifie de pathogènes. Pour bien comprendre le débat autour de la vaccination, il est important de comprendre certaines des évolutions dans notre connaissance du système immunitaire et de son interaction avec les agents pathogènes.

Pour être raisonnablement concis, l'explication suivante concernant le système immunitaire sera en quelque sorte une version

32. Siegrist CA. Vaccine Immunology. In: Plotkin SA, Offit, PA, Orenstein WA, Edwards KM. *Plotkin's Vaccines, 7th ed.* Philadelphia: Elsevier, 2018, p. 16-34.

abrégée et donnera une image inadéquate de la merveilleuse conception du corps humain. Néanmoins, elle constituera une base essentielle pour la discussion qui suivra. Afin de comprendre pleinement la nature de la vaccination et de prendre des décisions éclairées sur l'utilisation des vaccins, il est nécessaire de connaître certains des composants du système immunitaire et leur fonctionnement, et de comprendre ce qui se passe lorsque le système immunitaire ne fonctionne pas correctement. Le reste du chapitre sera consacré à expliquer l'hypothèse des anticorps et leur relation avec la vaccination, ainsi que les différents types de vaccins et les différents effets biologiques pour chacun.

La biologie du système immunitaire

Le système immunitaire est le plus protéiforme des systèmes de notre corps. Il se compose non seulement d'organes, mais aussi de tissus spécifiques au sein d'organes appartenant à d'autres systèmes, ainsi que de cellules individuelles capables de migrer dans tout l'organisme. La figure 1, qui présente une image condensée des acteurs cellulaires du système immunitaire, donne une idée de l'incroyable diversité de cellules constituant le système immunitaire. En raison de sa nature décentralisée et parfois microscopique, il n'est pas étonnant que l'étude du système immunitaire ne soit devenue une science développée que tout récemment.

La fonction du système immunitaire peut être globalement caractérisée comme donnant au corps la capacité de distinguer les cellules et les composants extracellulaires qui sont une partie « normale » du corps et ceux qui ne le sont pas (c'est-à-dire entre le « soi » et le « non-soi »). Une fois cette détermination effectuée, la deuxième fonction majeure du système immunitaire entre en jeu : identifier et détruire ce qui relève du « non-soi ».

Le système immunitaire n'est pas isolé, mais dépend de nombreux autres systèmes physiologiques pour remplir ses fonctions. Une première ligne de défense de l'organisme contre tout agent pathogène est déjà la barrière de la peau. Les membranes muqueuses qui tapissent notre bouche et nos cavités respiratoires

Figure 1 : Un survol général des cellules impliquées dans le système immunitaire

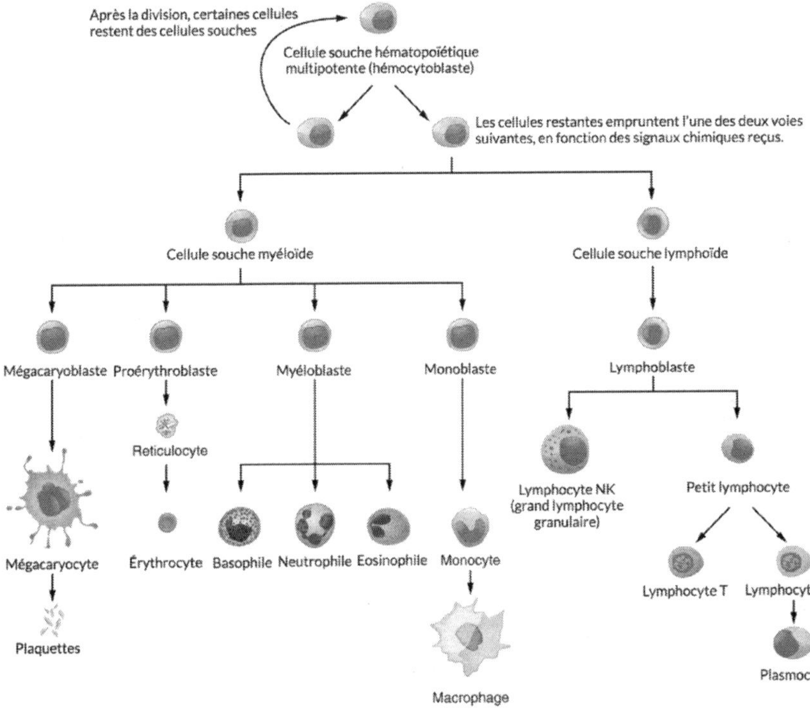

Image credit: OpenStax College / CC BY (https://creativecommons.org/licenses/by/3.0)
https://upload.wikimedia.org/wikipedia/commons/b/b8/2204_The_Hematopoietic_System_of_the_Bone_Marrow_new.jpg

aident à piéger tout envahisseur éventuel. À partir des cavités buccales et nasales, le mucus évacue les agents pathogènes vers le tube digestif où ils sont détruits par la forte acidité de l'estomac. De plus, les systèmes circulatoire et lymphatique sont responsables du transport de nombreuses cellules immunitaires dans tout l'organisme. Ainsi, nous voyons que pour comprendre véritablement le fonctionnement du système immunitaire, il faut une compréhension globale de l'anatomie et de la physiologie humaine.

Si les premières barrières physiques de l'organisme sont franchies, la ligne de défense suivante du système immunitaire est la réponse inflammatoire. Une inflammation est souvent associée à la douleur, à la rougeur, au gonflement et à la température; ces symptômes sont dus à la cascade de signaux que les cellules immunitaires émettent lorsqu'un agent pathogène est détecté pour la première fois. Ces signaux entraînent une dilatation des vaisseaux sanguins, ce qui permet aux cellules immunitaires d'atteindre la zone touchée. Le surplus de fluide causé par la dilatation des vaisseaux aide à éliminer les agents pathogènes de la zone. Enfin, les cellules immunitaires et leurs activités constituent la troisième ligne de défense de l'organisme. C'est la facette du système immunitaire sur laquelle il nous reste le plus à apprendre.

Les cellules immunitaires en circulation dans l'organisme sont appelées collectivement «globules blancs» ou leucocytes. Ces cellules sont généralement réparties en deux catégories: les cellules *innées* et les cellules *adaptatives*. Les cellules immunitaires innées comprennent les macrophages, les neutrophiles, les cellules tueuses naturelles et un certain nombre d'autres types de cellules, dont on a longtemps pensé qu'elles avaient une réponse «non spécifique» aux agents pathogènes. Une bonne analogie consistait à considérer ces cellules comme le côté «force brute» du système immunitaire – elles engloutissaient et dissolvaient sans distinction les pathogènes, parfois en mourant elles-mêmes au cours du processus, et créaient ce qui équivaut à un carnage cellulaire massif, tout en essayant d'empêcher le pathogène de se reproduire à un rythme dépassant les défenses de l'organisme. Les cellules immunitaires adaptatives sont principalement les lymphocytes B et les lymphocytes T. On pensait que ces cellules étaient plus ciblées dans leur approche et ne s'activaient qu'en réponse à un seul type d'agent pathogène. On a longtemps pensé que les cellules immunitaires adaptatives n'étaient responsables que d'une fonction de *mémoire immunologique*, c'est-à-dire la capacité de votre corps à réagir plus efficacement à un agent pathogène lors d'une seconde exposition.

Toute l'idée de la vaccination repose sur la tentative d'activer cette fonction «mémoire» du système immunitaire et, plus spécifiquement, en activant la réponse des *anticorps*. Les lymphocytes B sont une classe spéciale de cellules immunitaires adaptatives qui assurent la production de petites protéines appelées anticorps. La figure 2 donne un aperçu de la manière dont les lymphocytes B sont activés pour produire ces molécules. Les anticorps se lient de façon spécifique aux pathogènes. Une clé n'ouvrira qu'une seule serrure, et une molécule d'anticorps spécifique ne ciblera qu'un seul agent pathogène ou qu'une partie du pathogène* (généralement appelé *antigène*, abréviation de «générateur d'anticorps»). Il existe plusieurs types d'anticorps aux fonctions variées – il y a des anticorps qui peuvent «marquer» l'agent pathogène pour qu'il soit éliminé par d'autres cellules immunitaires, empêcher les virus de pénétrer dans les cellules qu'ils infectent normalement, neutraliser les toxines sécrétées par les agents pathogènes et même provoquer l'autodestruction des cellules bactériennes en activant un système de signalement interne qui aboutit à la mort cellulaire[33]. Les anticorps ont été parmi les premiers composants du système immunitaire à être bien décrits, et leur centralité par rapport à l'idée de vaccination est restée incontestée depuis leur découverte.

Au départ, on pensait que les cellules immunitaires innées ne jouaient de rôle que dans la réponse initiale non spécifique du système immunitaire face à l'infection. Si les cellules innées ne parvenaient pas à éliminer complètement l'agent pathogène de l'organisme, elles activeraient les cellules immunitaires adaptatives et leur propre «travail» serait achevé. Les récents progrès en immunologie indiquent toutefois que, pour comprendre l'activation du système immunitaire, une approche aussi simple, en deux étapes et à sens unique, induit nettement en erreur. Dans les années 1980[34], on a découvert des cellules dendritiques qui

33. Murphy K, Travers P, Walport M. *Janeway's Immunobiology, 9th Ed.* New York and London: Garland Science, Taylor & Francis Group, 2017, p. 422-431.
34. The Rockefeller University. «Discovery.» 25 March 2015. http://lab.rockefeller.edu/steinman/dendritic_intro/discovery Consulté le 20 Avril 2020.

* Ceci est une simplification excessive, car nous savons maintenant qu'il existe une certaine réactivité croisée entre des agents pathogènes similaires. Par exemple, si l'organisme a acquis une mémoire réactive pour une souche de la grippe, une souche similaire peut activer cette réaction liée à la mémoire de la première grippe (voir: Kelly H, Barry S, Laurie K, Mercer G. Seasonal influenza vaccination and the risk of infection with pandemic influenza: a possible illustration of nonspecific temporary immunity following infection. *Euro Surveill.* 2010; 15(47)). Il peut même se produire des réactions croisées agissant contre d'autres genres de virus.

Figure 2 : Activation des lymphocytes B et Production des Anticorps

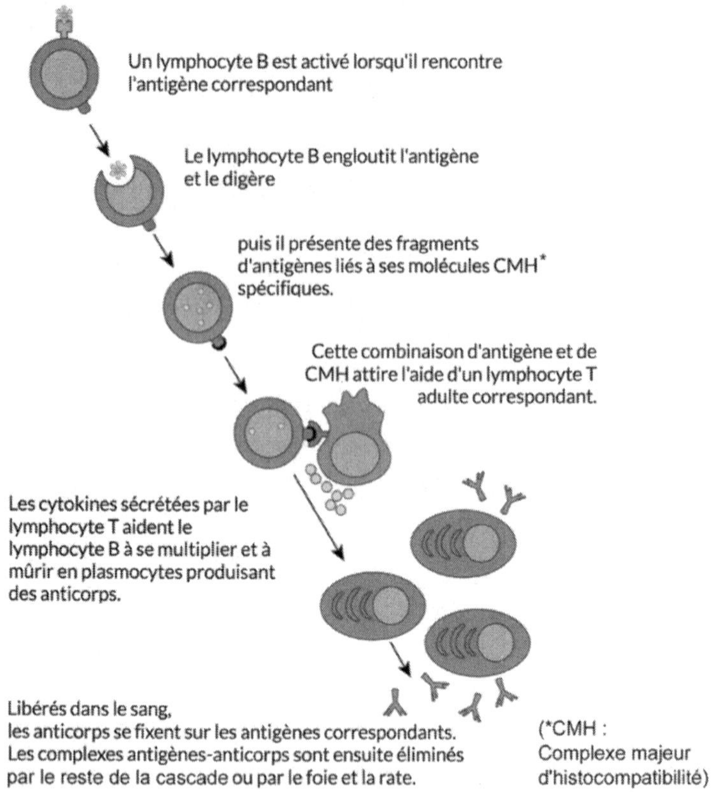

Image credit: Fred the Oyster / Public domain
https://upload.wikimedia.org/wikipedia/commons/6/6a/B_cell_activation.svg

facilitent les interactions entre les systèmes immunitaires adaptatif et inné, et qui remplissent d'autres fonctions cruciales dans la réponse immunitaire. Cette découverte n'a cessé de modifier notre compréhension du système immunitaire jusqu'à aujourd'hui. Nous savons maintenant que le rôle du système immunitaire inné ne se limite pas aux premiers stades de l'infection, mais qu'il peut également être activé par la branche adaptative des défenses immunitaires[35]. De récentes recherches indiquent que le système immunitaire inné possède également un rôle dans un certain type

35. Gabrielli S, Ortolani C, del Zotto G, *et al.* The memories of NK cells: Innate-adaptive immune intrinsic crosstalk. *J Immuno Res*, 2016 Déc. 19; http://dx.doi.org/10.1155/2016/1376595

de mémoire immunologique, souvent appelée «immunité acquise» pour la différencier de la mémoire immunologique adaptative[36].

Il faut garder à l'esprit qu'outre les anticorps, de nombreuses molécules sont impliquées dans la réponse immunitaire (notamment les interférons, les cytokines, les chimiokines et même les antigènes présents sur les agents pathogènes). Sont également impliquées de nombreuses réponses cellulaires, outre la production d'anticorps (notamment l'initiation de la mort cellulaire programmée, d'une cellule à l'autre, l'engloutissement des agents pathogènes ou des cellules endommagées et la régulation d'autres cellules immunitaires). Il faut également mentionner les nouveaux rôles attribués au microbiome[37,38,39] ainsi qu'au viriome[40] dans la santé et la fonction immunitaires. En outre, la nutrition joue un rôle essentiel dans le maintien du système immunitaire[41]. Il est donc exagérément simpliste de penser que nous pouvons imiter l'ensemble coordonné des réponses immunitaires naturelles aux seuls lymphocytes B et à la mesure de la production d'anticorps produits par l'organisme en réponse à un vaccin.

Problèmes soulevés dans la fonction immunitaire

Le système immunitaire est un ensemble étonnamment bien coordonné de cellules, d'organes et de molécules, mais il peut mal fonctionner. Il existe deux types de dysfonctionnements qui

36. Netea MG, Latz E, *et al.* Innate immune memory: a paradigm shift in understanding host defense. *Nat Immunology*, 2015 Jul, 16(7): 675-679.
37. Levy M, Kolodziejczyk AA, Thaiss CA, Elinav E. Dysbiosis and the immune system. *Nat Rev Immunol*, 2017; 17: 219–232. https://doi.org/10.1038/nri.2017.7
38. Shi N, Li N, Duan X, *et al.* Interaction between the gut microbiome and mucosal immune system. *Military Med Res*, 2017; 4(14). https://doi.org/10.1186/s40779-017-0122-9
39. Thaiss C, Zmora N, Levy M. *et al.* The microbiome and innate immunity. *Nature*, 2016; 535:65–74. https://doi.org/10.1038/nature18847
On pourrait également citer une multitude d'autres documents sur ce sujet.
40. Mukhopadhya I, Segal JP, Carding SR, *et al.* The gut virome: The 'missing link' between gut bacteria and host immunity? *Therapeutic Advances in Gastroenterology*, 2019 Mar 25; https://doi.org/10.1177/1756284819836620
41. Marcos A, Nova E, Montero A. Changes in the immune system are conditioned by nutrition. *Eur J Clin Nutr, 2003*; 57: S66–S69. https://doi.org/10.1038/sj.ejcn.1601819
Là encore, de nombreux autres documents pourraient être cités sur ce sujet.

sont essentiels pour notre compréhension du mécanisme de la vaccination et des préoccupations connexes concernant la sécurité des vaccins. Il s'agit des réactions allergiques et des maladies auto-immunes.

Réactions allergiques

Une réaction allergique (ou réaction d'hypersensibilité) se produit lorsqu'une personne est exposée à une substance inoffensive que l'organisme identifie à tort comme un agent pathogène. L'allergène déclenche alors une réponse immunitaire complète, qui résulte généralement du déploiement d'un type spécifique d'anticorps (IgE) contre l'allergène. Il est parfois possible de «surmonter» une allergie, mais il se peut également qu'une exposition continue à l'allergène (et la concomitante inflammation des tissus affectés par la libération d'IgE et d'histamine, une autre molécule responsable des effets des réactions allergiques) puisse causer des dommages permanents et même entraîner un remodelage des tissus de l'organisme avec un impact négatif sur l'individu[42].

Le processus des allergies soulève un autre point important qu'il convient de mentionner à propos du système immunitaire: ce sont en fait les actions de l'organisme lui-même qui, lorsqu'il essaye de détruire ou d'expulser un agent pathogène, nous donnent le sentiment d'«être malade», et non pas l'action directe de l'agent pathogène. La fièvre, l'écoulement nasal, les douleurs corporelles, la toux et d'autres symptômes sont généralement le résultat direct du bon fonctionnement du système immunitaire[43].

Une exception à cette règle intervient lorsque l'agent pathogène produit une toxine, comme l'anatoxine tétanique, qui provoque d'autres symptômes douloureux (et potentiellement mortels) dans l'organisme. Néanmoins, la règle générale s'applique à une grande variété de maladies infectieuses et chroniques. Ainsi, l'un

42. Murphy K, Travers P, Walport M. *Janeway's Immunobiology, 9th Ed.* New York and London: Garland Science, Taylor & Francis Group, 2017, p. 602-627.
43. National Academy of Sciences. How Pathogens Make Us Sick. http://needtoknow.nas.edu/id/infection/how pathogens-make-us-sick/ Consulté le 18 Mai 2020.

des prétendus avantages des vaccins réside dans le fait qu'ils contournent la pleine activation du système immunitaire, déclenchant la mémoire immunologique sans la souffrance inhérente au fait de contracter une maladie. Nous examinerons par la suite la véracité des deux parties de cette affirmation.

Maladies auto-immunes

Les réponses auto-immunes sont déclenchées d'une manière quelque peu différente des réactions d'hypersensibilité, et peuvent impliquer des anticorps mal dirigés ou des problèmes avec les lymphocytes T. Cependant, le problème sous-jacent – la réaction à une substance non menaçante – est essentiellement le même. L'auto-immunité peut s'expliquer *grosso modo* comme une « mauvaise identification » de tissus du corps en tant qu'agents pathogènes. On pense que cela implique une défaillance dans la reconnaissance du « soi ». Dans les conditions normales, l'organisme dispose d'un mécanisme pour éliminer les cellules immunitaires trop « auto-réactives », par leur dépistage et leur mort cellulaire programmée*. Cependant, on pense que parfois ces cellules auto-réactives passent tous les « points de contrôle » de l'organisme et s'activent. Si cela se produit avec quelques cellules seulement, les mécanismes normaux du corps peuvent gérer la situation et tout est heureusement résolu. Néanmoins, parfois, pour des raisons qui ne sont pas encore entièrement connues, il en résulte une auto-réaction soutenue, et le système immunitaire commence à fabriquer de nombreuses cellules qui attaquent et

* Afin de communiquer avec d'autres cellules immunitaires, une cellule immunitaire individuelle doit avoir une certaine capacité à reconnaître les marqueurs d'autres cellules, c'est-à-dire qu'elle doit être quelque peu auto-réactive. Mais elle ne doit pas être *trop* auto-réactive, sinon elle commencera à exercer son action létale (normalement dirigée uniquement contre les agents pathogènes) sur les propres cellules de l'organisme. Les connaissances actuelles sur le mode de production des cellules immunitaires suggèrent que les molécules impliquées dans la reconnaissance intercellulaire et la production d'anticorps sont formées par un processus qui implique un réarrangement aléatoire du matériel génétique. Ainsi, chaque cellule immunitaire a des propriétés uniques et réagit de manière unique à des antigènes particuliers. Dans le processus de cette formation aléatoire, environ ¾ des cellules produites réagiront soit trop fortement, soit trop faiblement avec les tissus de l'organisme et seront éliminées par le processus de mort cellulaire programmée. Selon nos connaissances, ce réarrangement génétique entraînerait une variation presque illimitée chez les cellules immunitaires ; il est conçu pour donner à l'homme la capacité de maximiser sa protection contre les agents pathogènes.

détruisent des tissus dans l'organisme[44]. Cette forme de dérèglement immunitaire est de plus en plus courante : les maladies auto-immunes sont désormais la troisième cause de maladie aux États-Unis[45].

Comme les vaccins cherchent à activer le système immunitaire d'une manière que l'organisme ne rencontre pas dans des circonstances normales, il est important d'étudier le rôle potentiel des vaccins dans le déclenchement des réactions d'hypersensibilité et de la cascade auto-immune. Ces deux situations seront abordées plus en détail dans une section ultérieure. Les prochaines sections de ce chapitre aborderont les trois principales questions biologiques qui indiquent que la politique en matière de vaccins est de plus en plus en décalage avec notre compréhension actuelle de la biologie du système immunitaire.

Des critères arbitraires : les anticorps ne sont pas synonymes d'immunité

En une phrase, on peut dire que l'objectif principal de la vaccination est de contourner le mécanisme immunitaire naturel de l'organisme (et tous les symptômes désagréables qui vont avec) et de susciter une réponse dans une catégorie spécifique de cellules de la dernière ligne de défense immunologique : les lymphocytes B qui produisent les anticorps. On peut lire dans les articles introductifs de *Plotkin's Vaccines*, le manuel de référence sur la vaccination :

> Les effecteurs immunitaires induits par un vaccin sont essentiellement les anticorps produits par les lymphocytes B, capables de se lier spécifiquement à une toxine ou à un agent pathogène[46].

44. Murphy K, Travers P, Walport M. *Janeway's Immunobiology, 9th Ed.* New York and London: Garland Science, Taylor & Francis Group, 2017, p. 643-652.
45. Cave S. *What Your Doctor May* Not *Tell You about Children's Vaccinations.* New York: Grand Central Publishing, 2010, p. 90-91.
46. Siegrist CA. Vaccine Immunology. In: Plotkin SA, Offit, PA, Orenstein WA, Edwards KM. *Plotkin's Vaccines, 7th ed.* Philadelphia: Elsevier, 2018, p. 16-34.

L'efficacité des vaccins est mesurée par un taux d'anticorps*, un test permettant de déterminer la quantité d'anticorps produite chez un individu contre un agent pathogène spécifique. L'absence d'anticorps est souvent considérée comme une preuve que l'individu n'est plus immunisé contre la maladie, et conduit généralement à recommander la ré-inoculation (un rappel). Mais ce marqueur à lui seul peut ne pas être une indication exacte pour savoir si une immunité réelle et durable a été obtenue contre l'agent pathogène.

Le Dr Tetyana Obukhanych démontre de façon convaincante que notre compréhension de la nature du système immunitaire et de son fonctionnement a été entravée par l'accent mis sur les anticorps. Elle cite l'utilisation précoce de l'antisérum de cheval pour traiter la diphtérie et le tétanos comme étant à l'origine de notre croyance dans l'hypothèse des anticorps. Les chevaux reçurent des doses croissantes de la toxine, jusqu'à une dose normalement létale, mais ils ne moururent pas, parce que leurs corps s'étaient habitués à la toxine avec l'augmentation progressive du dosage. Au lieu de cela, ils produisirent une réponse immunitaire efficace ; leur sérum fut alors recueilli et injecté à des humains pour les traiter contre la même maladie[47]. Des expériences similaires furent menées sur d'autres modèles animaux : des cobayes furent protégés contre la toxine diphtérique en utilisant l'anti-sérum de cobayes récemment vaccinés, et des souris furent protégées contre la toxine tétanique en utilisant le sang de lapins immunisés contre le tétanos[48]. L'effet anti-toxique du sérum fut attribué à la présence d'anticorps contre les toxines diphtérique et tétanique.

---

47. Obukhanych T. *Vaccine Illusion*. Amazon Digital Services LLC, 2012.
48. Slifka MK and Amanna IJ. Passive Immunization. In: Plotkin SA, Offit, PA, Orenstein WA, Edwards KM. *Plotkin's Vaccines, 7th ed.* Philadelphia: Elsevier, 2018, p. 84-95.

* En pratique, le test n'est généralement effectué que lorsqu'on se demande si une personne a été vaccinée ou si elle est toujours immunisée (par exemple, les femmes enceintes peuvent être testées pour les anticorps de la rubéole si elles sont préoccupées par le syndrome de rubéole congénitale). Ces tests ne sont pas effectués de manière systématique pour déterminer l'efficacité des vaccins après leur administration par un pédiatre, ni pour déterminer s'il est approprié de continuer à faire des rappels sur les enfants. (*voir* Cave, Stephanie. *What Your Doctor May* Not *Tell You about Children's Vaccinations*. New York: Grand Central Publishing, 2010, p. 11-12)

Le sérum de cheval était mal toléré par les humains et les scientifiques ne tardèrent pas à découvrir une méthode alternative pour produire des anticorps. Il s'agissait de traiter les toxines avec du formaldéhyde (créant ainsi des toxoïdes) et de les injecter directement aux patients humains. Les patients développaient des anticorps contre les toxoïdes et les premiers tests immunologiques révélaient que les deux types d'anticorps (ceux produits chez le cheval contre la toxine et ceux produits chez l'homme contre la toxoïde) avaient *in vitro* (c'est-à-dire en dehors du corps de l'organisme réel et du contexte du système immunitaire dans son ensemble) une réactivité similaire à la toxine[49]. Les immunologistes en conclurent donc que les réponses immunitaires provoquées par les deux procédures étaient équivalentes, apparemment sans tester cette théorie *in vivo*.

Chaque fois qu'un scientifique souhaite établir qu'il existe un lien de cause à effet entre une substance et un résultat (dans ce cas, entre les anticorps présents dans le sérum et le rétablissement du patient après un tétanos ou une diphtérie), il doit procéder à une comparaison des résultats entre deux groupes: un groupe qui reçoit la substance à tester (le sérum de cheval contenant les anticorps) et un groupe qui ne la reçoit pas (dans ce cas, un groupe qui a tout reçu dans le sérum de cheval sauf les anticorps). En raison des graves effets secondaires du sérum de cheval, l'expérience que nous venons de décrire aurait été contraire à l'éthique et n'aurait jamais été menée à terme; mais on ne fit pas non plus les expériences analogues qui auraient pu être réalisées sur des modèles animaux. En conséquence, le lien direct entre les anticorps et l'immunité n'a jamais été entièrement établi, mais seulement supposé[50]. Remarque: le fait d'affirmer que ce lien entre les anticorps et l'immunité est une hypothèse fondamentale ne constitue pas un déni du rôle des anticorps dans le succès de la fonction immunitaire, ni de la possibilité d'utiliser les anticorps avec succès pour l'immunothérapie (dans certaines conditions)[51,52].

---

49. Obukhanych T. *Vaccine Illusion*. Amazon Digital Services LLC, 2012.
50. *Ibid.*
51. Slifka MK and Amanna IJ. Passive Immunization. In: Plotkin SA, Offit, PA, Orenstein WA, Edwards KM. *Plotkin's Vaccines, 7th ed.* Philadelphia: Elsevier, 2018, p. 84-95.
52. Keller MA, Stiehm ER. Passive Immunity in Prevention and Treatment of Infectious Diseases. Clin Micro Rev, 2000 Oct; 13(4): 602-614. doi: 10.1128/CMR.13.4.602

Il est particulièrement important de noter que les deux agents pathogènes qui ont été utilisés dans les premières expériences d'antisérums, la diphtérie et le tétanos, ne sont pas représentatifs du type d'agents pathogènes contre lesquels on est généralement vacciné aujourd'hui. Ces deux agents pathogènes produisent des toxines nocives qui peuvent être contrées par des anticorps (en particulier par des IgG et des IgA)[53] et donc «neutralisées» ou empêchées d'endommager les tissus de la personne concernée. Ce n'est pas le cas pour tous les agents pathogènes, et les expériences utilisant des anticorps injectés pour créer une forme immédiate d'immunité «passive» contre des bactéries qui ne produisent pas de toxines ont une efficacité variable, voire nulle[54]. Ces seuls faits devraient jeter un doute considérable sur l'hypothèse des anticorps, car il est clair que les anticorps contre différents types d'agents pathogènes produisent des résultats différents dans l'organisme. Si un seul type d'agent pathogène a été privilégié dans les premières expériences avec le sérum de cheval, comme nous l'avons vu, il pourrait facilement avoir entraîné une fixation à courte vue sur une seule molécule (l'anticorps) comme marqueur de l'immunité globale.

Un certain nombre d'études de cas, où deux résultats surprenants ont été observés, indiquent que les immunologistes pourraient se tromper sur le fait que l'immunité est synonyme d'une réponse aux anticorps. Dans certains cas, des personnes n'ayant pas d'anticorps détectables dans leur système ne présentaient toujours pas d'anticorps détectables après avoir reçu des rappels, et ont même eu de graves réactions à la revaccination, ce qui indiquait que leur organisme était déjà suffisamment préparé à la maladie et que leur mémoire immunologique était assez robuste[55]. Dans d'autres cas, des personnes présentant des anticorps détectables ont non seulement contracté la maladie dont elles étaient supposées être protégées – elles en sont en fait décédées –[56], et des mères ont donné naissance à des bébés atteints du syndrome de rubéole congénitale

---

53. Murphy K, Travers P, Walport M. *Janeway's Immunobiology, 9th Ed.* New York and London: Garland Science, Taylor & Francis Group, 2017, p. 426-428.
54. Keller MA, Stiehm ER. Passive Immunity in Prevention and Treatment of Infectious Diseases. *Clin Micro Rev,* 2000 Octobre; 13(4): 602-614. doi: 10.1128/CMR.13.4.602
55. Moskowitz R. *Vaccines: A Reappraisal.* New York: Skyhorse Publishing, 2017, p. 24-27.
56. Obukhanych T. *Vaccine Illusion.* Amazon Digital Services LLC, 2012.

alors que leurs taux d'anticorps laissaient supposer qu'elles étaient immunisées contre la rubéole[57]. Nous disposons ici de solides preuves *in vivo* qui suggèrent que les anticorps à eux seuls sont insuffisants pour établir ou indiquer la résistance durable à un agent pathogène, ce que l'on appelle à juste titre l'immunité.

Le Déclenchement artificiel du système immunitaire

Outre une troublante absence de corrélation entre la présence d'anticorps et l'immunité, le problème réside dans l'idée même que nous puissions contourner les premières défenses du système immunitaire et produire quelque chose qui s'apparente à l'immunité naturelle en introduisant un agent pathogène (ou des composants d'agents pathogènes) par injection.

En fin de compte, l'administration de vaccins est une exposition artificielle à un antigène. Cela s'explique en partie par le fait que l'injection d'un vaccin par voie intramusculaire* contourne les voies normales d'entrée des agents pathogènes dans l'organisme, ce qui provoque des réponses immunitaires dans des tissus différents de ceux où elles se produiraient lors d'une infection normale. On sait depuis au moins deux décennies que les cellules immunitaires d'un muscle ne produiront pas la même réponse que les cellules immunitaires de la muqueuse du système respiratoire

57. Diodati CJM. *Immunization: History, Ethics, Law and Health,* Ontario: Integral Aspects Incorporated, 1999, p. 32

* Deux exceptions à la voie intramusculaire sont le vaccin oral contre la polio et le vaccin nasal contre la grippe. Ces deux vaccins ont une efficacité douteuse : le vaccin oral contre la polio est à l'origine de plus de cas de paralysie poliomyélitique induite qu'il n'y a de cas de polio naturelle, et le vaccin nasal contre la grippe a été retiré du marché américain en 2016 parce qu'il n'offrait qu'une protection d'environ 3 % contre le virus de la grippe. Le vaccin a été autorisé à nouveau aux États-Unis, en 2018, mais il est toujours largement inefficace.
Sur le vaccin contre la polio, voir: https://www.the-scientist.com/news-opinion/polio-vaccination-causes-moreinfections-than-wild-virus-66778.*Etaussi*:https://apnews.com/7d8b0e32efd0480fbd12acf27729f6a5
Sur le vaccin nasal contre la grippe, voir: https://www.nbcnews.com/health/health-news/flumist-nasal-flu-vaccine-can-come back-vaccine-advisers-say-n849986

ou du tube digestif[58,59]. Ceux-ci auraient présenté l'antigène au système immunitaire par la voie orale, qui est une voie d'infection majeure pour au moins certains agents pathogènes. Bien que de tels vaccins n'aient pas été réalisés, d'autres vaccins qui sont administrés directement au niveau du système muqueux ont été développés. Ces vaccins démontrent également que la vaccination dans une zone de membranes muqueuses ne signifie pas nécessairement une réponse immunitaire dans d'autres zones du corps, ni même dans d'autres zones de muqueuses[60]. En fait, les réponses immunitaires semblent être assez localisées dans des zones particulières après l'administration de vaccins muqueux[61], et cela reste un obstacle à leur utilisation; simplement ils ne donnent pas les mêmes taux d'anticorps que leurs homologues intramusculaires et sont donc jugés déficients.

Les autres facteurs qui contribuent à l'artificialité des réponses induites par les vaccins sont les deux effets que les vaccins ont sur les aspects cellulaires du système immunitaire: ils ne parviennent pas à activer le côté inné du système immunitaire et ils font fortement pencher la balance de l'activation immunitaire en faveur des lymphocytes B producteurs d'anticorps par rapport aux autres cellules impliquées dans l'immunité cellulaire. Ce dernier point sera abordé en premier lieu.

Comme l'indique à plusieurs reprises *Plotkin's Vaccines*, les anticorps sont considérés comme le mécanisme effecteur utile apporté par la vaccination. Malgré son manque de vérification expérimentale

58. Manrique M, Kozlowski P, Wang S, *et al.* Nasal DNA-MVA SIV vaccination provides more significant protection from progression to AIDS than a similar intramuscular vaccination. *Mucosal Immunol*, 2009; 2: 536–550. https://doi.org/10.1038/mi.2009.103
59. Aase A, Naess LM, Sandin RH, *et al.* Comparison of functional immune responses in humans after intranasal and intramuscular immunizations with outer membrane vesicle vaccines against group B meningococcal disease. *Vaccine*, 2003 Mai 16; 21(17-18): 2042-2051.
Alors que cet article soutient que la voie muqueuse ne démontre pas une réponse immunitaire aussi robuste que la voie intramusculaire, les auteurs utilisent uniquement les taux d'anticorps pour mesurer la protection (ce qui, comme nous l'avons vu, peut ne pas constituer une mesure pertinente). Cependant, leurs conclusions démontrent toujours le point important qu'il existe une différence significative dans la réaction du système immunitaire aux différentes voies de contamination par les vaccins.
60. Kiyono H, Fukuyama S. NALT- versus Peyer's-patch-mediated mucosal immunity. *Nat Rev Immunol.* 2004; 4(9): 699–710. doi:10.1038/nri1439
61. Holmgren, J., Czerkinsky, C. Mucosal immunity and vaccines. *Nat Med* (2005); 11: S45–S53. https://doi.org/10.1038/nm1213

rigoureuse, cette hypothèse continue de guider le développement des vaccins et la façon dont leur efficacité est mesurée en milieu clinique. Cela est particulièrement évident si l'on considère que sur les 31 types de vaccins autorisés, les anticorps IgG sont considérés comme les principaux indices corrélés à l'immunité pour 28 des 31 types, les anticorps IgA supplémentaires étant mis en corrélation avec trois des 28 types. En revanche, seuls quatre vaccins sont clairement corrélés avec une augmentation de l'activité des lymphocytes T comme marqueur de la protection immunitaire[62]. Cependant, ces corrélations peuvent être liées ou non à la protection immunitaire – soit contre l'infection par l'agent pathogène, soit contre le développement de la maladie après l'infection[63]. Alors que, dans certains cas, on voit clairement quelles molécules agissantes entraînent une protection après la vaccination, dans d'autres cas, on ne fait que le supposer parce que le mécanisme réel est difficile à prouver[64]. En réalité, la tendance à étudier les réponses des anticorps peut empêcher la découverte d'autres mécanismes opératoires – et il est possible que le processus consistant à exposer artificiellement des organismes à des agents pathogènes injectés au cours des études immunologiques nous ait en fait donné une compréhension totalement erronée des réponses immunitaires. En laboratoire, nous avons observé des réactions immunitaires artificielles, et non naturelles[65]. Il est également possible que la quantité d'anticorps produite en réponse à la vaccination soit supérieure à ce dont l'organisme a normalement besoin pour éliminer efficacement un agent pathogène, ce qui pourrait être à l'origine d'autres types de pathologies (qui seront examinées plus en détail dans la section sur la sécurité des vaccins).

En outre, certains types de vaccins, qui ne persistent pas longtemps dans l'organisme, ont peu de chances d'engendrer des réponses-mémoire efficaces dans les lymphocytes T, en raison de

62. Siegrist CA. Vaccine Immunology. In: Plotkin SA, Offit, PA, Orenstein WA, Edwards KM. *Plotkin's Vaccines, 7th ed.* Philadelphia: Elsevier, 2018, p. 16-34.
63. Plotkin SA and Gilbert P. Corrrelates of Protection. In: Plotkin SA, Offit, PA, Orenstein WA, Edwards KM.
Plotkin's Vaccines, 7th ed. Philadelphia: Elsevier, 2018, p. 35-40.
64. *Ibid.*
65. *Voir:* Obukhanych T. *Vaccine Illusion.* Amazon Digital Services LLC, 2012

la courte durée d'exposition à l'antigène[66]. Cela peut également entraîner une diminution de la qualité de mémoire des lymphocytes T qui alors ne sont plus aussi efficaces pour répondre à l'infection[67]. Comme l'immunité à médiation cellulaire (à la fois par les lymphocytes T et les cellules NK) est un élément important pour éliminer les infections dans l'organisme, le fait de faire pencher l'équilibre du système immunitaire adaptatif à l'encontre de l'immunité cellulaire peut entraîner une réduction de la capacité du système immunitaire à gérer l'infection une fois qu'un agent pathogène s'est installé. Cela signifie que si un vaccin ne parvient pas à prévenir l'infection, il peut en fait entraver la guérison de la maladie.

S'ajoute à cette artificialité le fait qu'en activant le système immunitaire adaptatif sans le système immunitaire inné, la vaccination fonctionne en fait dans l'ordre inverse de celui conçu pour l'organisme. Il est possible que cela entraîne une atrophie globale de la réponse immunitaire innée, car celle-ci n'est plus « initialisée » par l'exposition normale aux agents infectieux de l'enfance[68]. Si cela se produit, cela diminuerait encore la capacité de l'organisme à répondre à tout pathogène contre lequel il n'est pas vacciné.

Cela pourrait expliquer les conclusions de certains médecins selon lesquelles les enfants « sous-vaccinés » ont tendance à se rendre moins souvent aux urgences pour des maladies aiguës, ainsi qu'à se rendre moins souvent chez le médecin en consultation externe, notamment pour des infections respiratoires[69]. Si les vaccins suppriment la réponse immunitaire aux maladies non vaccinées, c'est bien la tendance à laquelle on peut s'attendre.

L'activation artificielle du système immunitaire pose un dernier problème, souvent négligé. Stimuler les réponses immunitaires à des agents pathogènes spécifiques peut « surcharger » nos ressources immunitaires en direction d'un ensemble particulier

66. Siegrist CA. Vaccine Immunology. In: Plotkin SA, Offit, PA, Orenstein WA, Edwards KM. *Plotkin's Vaccines, 7th ed.* Philadelphia: Elsevier, 2018, p. 16-34.
67. *Ibid.*
68. Moskowitz R. *Vaccines: A Reappraisal.* New York: Skyhorse Publishing, 2017, p. 16.
69. Glanz JM, Newcome SR, *et al.* A population-based cohort study of undervaccination in 8 managed care organizations across the United States. *JAMA Pediatr* 2013 Mar 1; 167(3): 274-81.

de maladies, et cela peut nous rendre globalement plus vulnérables à d'autres maladies pour lesquelles nous ne sommes pas vaccinés*. En général, il est important de se rappeler que, bien que la génétique hyper-variable des cellules immunitaires donne au système immunitaire de l'organisme ce qui semble être une capacité illimitée à reconnaître et à se souvenir de différents types d'agents pathogènes, les ressources du système immunitaire ne sont pas infinies. Notre corps est fini, et dans la mesure où le temps, l'énergie et les ressources matérielles sont consacrés à une activité, ils sont retirés aux autres. Vous en avez fait l'expérience chaque fois que vous avez pris un repas copieux. La somnolence qui en résulte après le dîner du *Thanksgiving*** n'est pas due au tryptophane du dindon, mais à la réattribution du flux sanguin et d'autres ressources vers le système digestif, qui a pour lors beaucoup de travail à faire pour décomposer les délices de la journée. De même, si le système immunitaire est préparé pour s'engager d'une certaine manière contre des agents pathogènes spécifiques, certaines ressources ne sont plus disponibles pour d'autres agents pathogènes.

L'évolution de notre compréhension du Système immunitaire humain complique le problème d'une immunité induite artificiellement

Jusqu'à présent, les études sur le développement et l'efficacité des vaccins se sont focalisées sur l'hypothèse des anticorps, en partie parce que les lymphocytes B (qui produisent les anticorps) font partie du système immunitaire adaptatif et sont considérés comme un type de cellule primaire impliqué dans

* De nombreux exemples de ce phénomène seront abordés dans les pages suivantes : la vaccination contre la coqueluche nous rend vulnérables à la paraptose, la vaccination contre la varicelle nous rend vulnérables au zona, et la vaccination contre la mauvaise souche de grippe saisonnière nous rend vulnérables aux autres souches.

** L'arrivée des « pélerins » sur la côte américaine, en 1620, est devenue la Fête nationale des États-Unis depuis 1863.

la mémoire immunologique. De nombreuses études ont été réalisées, à la fois *in vitro* et *in vivo*, pour examiner la nature des lymphocytes B et des lymphocytes T-mémoires[70]. Des données récentes ont toutefois fourni une raison pour modifier notre réflexion sur les composants cellulaires de la mémoire immunologique et inclure les cellules tueuses naturelles (NK) et les monocytes (deux grands types de cellules immunitaires innées) comme deux acteurs importants dans la mémoire immunologique[71].

Comme nous l'avons mentionné, les cellules immunitaires innées étaient initialement considérées comme sans rapport avec la mémoire immunologique de l'organisme. Des recherches récentes suggèrent qu'un tel point de vue est erroné et que ces cellules protègent activement contre la réinfection par des agents pathogènes déjà rencontrés[72].

Ce processus est médié par des changements épigénétiques* dans les cellules immunitaires, et peut même avoir lieu dans les cellules progénitrices (cellules qui sont très peu développées et qui ne se sont pas encore différenciées selon leur forme finale). Notre compréhension de l'épigénétique évolue aussi rapidement, voire plus rapidement que notre compréhension du système immunitaire, ce qui ajoute une complexité supplémentaire à la compréhension du processus d'acquisition de l'immunité. Une protection contre la réinfection a également été observée dans des organismes qui ne possèdent pas de cellules adaptatives, ce qui renforce l'idée

70. Murphy K, Travers P, Walport M. *Janeway's Immunobiology, 9th Ed.* New York and London: Garland Science, Taylor & Francis Group, 2017, p. 473-485.
71. Netea MG, Joosten LAB, Latz E, *et al.* Trained immunity: a program of innate immune memory in health and disease. *Science*. 2016 Avril 22; 352(6284): aaf1098. doi:10.1126/science. aaf1098.
72. *Ibid.*

* Domaine relativement nouveau en biologie (il a commencé à gagner du terrain dans la recherche dans les années 1990), l'épigénétique est l'étude de l'interaction complexe entre les gènes et leur environnement (à la fois localement à l'intérieur de la cellule, et à l'extérieur de l'organisme dans son ensemble). Avant les récentes recherches sur l'épigénétique, les scientifiques pensaient principalement que la séquence des gènes dictait notre anatomie et notre physiologie. Nous savons maintenant que la structure physique des gènes peut être modifiée à différents niveaux, ce qui entraîne une expression différente du gène (avec alors un profond impact sur l'organisme dont les gènes sont ainsi altérés). On connaît toujours mal le fonctionnement exact de ce système.

que l'immunité n'est pas seulement le fait de la réponse des anticorps ou de l'activation des lymphocytes T[73].

Il existe également un ensemble considérable de nouvelles observations qui suggèrent que le microbiote* joue un rôle important dans la fonction complexe du système immunitaire. Les chercheurs ne savent toujours pas exactement ce qui constitue une flore intestinale «saine», car la composition du microbiote chez un individu sain peut varier en fonction de sa région géographique, du régime alimentaire, du mode de colonisation par le microbiote et d'autres facteurs[74]. Il peut sembler évident que le système immunitaire doive réguler les bactéries, les virus, les champignons et les protistes qui colonisent le corps humain, mais les microbes régulent également le système immunitaire dans une boucle de rétroaction permanente. Cela peut avoir de profondes répercussions sur la santé, car les déséquilibres de bactéries intestinales qui sont associés à des états pathologiques peuvent s'auto-entretenir en modulant la réponse immunitaire pour favoriser la croissance de microbes nocifs[75]. Une grande partie de la rétroaction qui se produit entre le système immunitaire et le microbiote est médiée par des anticorps (en particulier les IgA) et cela soulève un autre sujet de préoccupation. Si les vaccins actuels manipulent la réponse des anticorps constituant leur cible principale, nous ne savons pas quels effets profonds cela peut avoir sur le microbiote.

---

73. Netea MG, Joosten LAB, *et al.* Trained immunity: a program of innate immune memory in health and disease. *Science* 2016 Avril 22; 352(6284): doi:10.1126/science. aaf1098.
74. Levy M, Kolodziejczyk AA, Thaiss CA, Elinav E. Dysbiosis and the immune system. *Nat Rev Immunol,* 2017; 17: 219–232. https://doi.org/10.1038/nri.2017.7
75. *Ibid.*

* Si certains sites web affirment à tort que dans notre organisme les cellules bactériennes sont dix fois plus nombreuses que les cellules humaines, il est vrai que les premières sont probablement plus nombreuses que les dernières. Des estimations plus précises donnent un rapport d'environ 1,3:1, bien que ce point fasse encore l'objet d'un débat. (Voir: ***Revised Estimates for the Number of Human and Bacterial Cells in the Body,*** https://journals.plos.org/plosbiology/article?id=10.1371/journal.pbio.1002533). On appelle «microbiote» l'ensemble de toutes les cellules bactériennes qui vivent dans et sur notre corps, et il a été associé à de nombreux problèmes, de la santé intestinale aux troubles émotionnels. Il reste beaucoup de recherches à faire pour déterminer tous les effets des interactions entre notre corps et notre microbiote.

Les Vaccins ne sont pas tous du même genre

Une autre source de confusion concernant la vaccination réside dans le fait qu'il existe différentes méthodes de production des principes actifs d'un vaccin, et que ces différentes méthodes présentent toutes des risques et des contre-indications différents. Il sera utile, avant de poursuivre notre discussion, d'exposer brièvement les trois principaux types de préparations vaccinales, à savoir les vaccins vivants-atténués, inactivés et sous-unitaires[76]. Ce dernier groupe comprend un sous-ensemble spécifique appelé vaccins à anatoxines qui méritent une explication supplémentaire car ils ont des propriétés spécifiques.

Les vaccins vivants atténués sont une forme affaiblie d'un agent pathogène ordinaire et sont constitués de cellules entières ou de particules virales. Ils sont capables de continuer à se répliquer dans le corps humain une fois que le vaccin a été administré. On pense que cela renforce leur capacité à déclencher une réponse immunitaire protectrice, car ils sont capables de persister dans l'organisme pendant une période plus longue que les autres vaccins[77]. Cela peut également entraîner un problème propre aux vaccins vivants, appelé «excrétion», qui se produit lorsque les receveurs du vaccin transmettent effectivement des agents pathogènes vivants et actifs dans l'environnement[78,79]. Il est possible de contracter une infection à partir des virus vivants qui sont excrétés, et les personnes vaccinées peuvent donc transmettre une maladie à des individus sensibles (en particulier aux nourrissons et aux personnes dont le système immunitaire est affaibli) pendant plusieurs semaines à plusieurs mois après avoir été vaccinées[80].

76. U.S. Department of Health and Human Services. «Vaccine Types,» https://www.vaccines.gov/basics/types Consulté le 17 Août 2019
77. World Health Organization, «Vaccine Safety Basics,» https://vaccine-safety-training.org/live-attenuated vaccines.html; consulté le 24 Août 2019.
78. Moskowitz R. *Vaccines: A Reappraisal*. New York: Skyhorse Publishing, 2017, p. 23.
79. Miller NZ. *Miller's Review of Critical Vaccine Studies*. Santa Fe: New Atlantean Press, 2016, p 143.
80. Humphries S. and Bystrianyk R. *Dissolving Illusions*. Autoédition. 2015, p 347-356.

Il est également possible que la personne vaccinée contracte elle-même la maladie* à partir du vaccin[81].

Les vaccins inactivés (parfois aussi appelés vaccins inertes) contiennent l'ensemble de l'agent pathogène, mais sous une forme inactive. Cette inactivation est généralement réalisée par l'ajout de produits chimiques tels que le formaldéhyde[82]. Un avantage de cette forme de vaccin est que le processus d'excrétion décrit ci-dessus ne se produit pas; un inconvénient tient au fait que le composant actif du vaccin ne persiste pas aussi longtemps dans l'organisme et ne suscite donc pas une réponse des anticorps aussi forte[83]. Cette réponse plus faible peut entraîner l'échec du vaccin, un processus que nous aborderons plus en détail dans une section ultérieure. Un autre grave inconvénient de cette méthode est que certains agents pathogènes résistent à l'inactivation par le formaldéhyde et peuvent rester vivants et intacts[84]. Dans ce cas, le vaccin pourrait également donner la maladie à la personne vaccinée, mais il est plus probable que cela soit spécifique au lot utilisé plutôt qu'au vaccin.

Les vaccins sous-unitaires utilisent des morceaux de l'agent pathogène comme «marqueurs» pour déclencher une réponse immunitaire. On pense que ces marqueurs spécifiques (antigènes), donnent au système immunitaire un signal suffisant pour reconnaître plus tard l'ensemble de l'agent infectieux. En général, ces antigènes sont des protéines ou des sucres complexes. Les vaccins à anatoxines sont une catégorie spéciale de vaccins sous-unitaires qui utilisent des molécules que les agents pathogènes produisent et sécrètent plutôt que des molécules constituant la cellule de l'agent pathogène lui-même. En théorie, cela devrait amener l'organisme à développer une réponse

81. *Ibid.*, p. 347-356.
82. Centers for Disease Control and Prevention. «What's in Vaccines?» https://www.cdc.gov/vaccines/vac gen/additives.htm Consulté le 24 Août 2019. Les ingrédients des vaccins homologués aux États-Unis figurent sur les notices d'emballage et sont également répertoriés sur ce site web: https://vaccines.procon.org/vaccine-ingredients-and-manufacturer-information/
83. U.S. Department of Health and Human Services. «Vaccine Types,» https://www.vaccines.gov/basics/types; consulté le 17 Août 2019.
84. Humphries S. and Bystrianyk R. *Dissolving Illusions*. Printed by author. 2015, p 272-276.

* La «rougeole atypique» en est un exemple. L'infection par la polio due au vaccin oral antipolio en est un autre.

immunitaire contre la toxine, ce qui serait utile pour contrôler les effets secondaires d'une infection, mais pourrait s'avérer inefficace pour éliminer l'agent effectivement pathogène de l'organisme. Le principal avantage des vaccins sous-unitaires est qu'il n'y a aucun risque de contracter la maladie proprement dite; le principal inconvénient est que le matériau est éliminé encore plus vite qu'avec les vaccins inactivés et qu'entre les trois types, c'est celui qui produit la plus faible réponse immunitaire. Cela conduit généralement à la nécessité d'administrer davantage de doses de vaccin[85]. Ces vaccins contiennent également des substances appelées *adjuvants*, qui sont des molécules conçues pour renforcer la réponse immunitaire à l'antigène du vaccin. Lorsque des inquiétudes sont exprimées quant à l'innocuité des ingrédients du vaccin, elles impliquent souvent des questions sur les adjuvants.

Tableau 1 : les types de vaccins[86]

Virus atténué	Virus inactivé	Vaccins sous-unitaires
Rougeole	Hépatite A	Hib (Haemophilus
Oreillons	Grippe (intramusculaire)	influenzae type b)
Rubéole	Polio (injecté)	Hépatite B
Rotavirus	Rage	HPV
Varicelle	Typhus	Coqueluche (vaccin DTaP)
Variole	Choléra	Pneumocoque
Fièvre jaune		Méningocoque
Polio (oral)		Zona
Grippe (nasal)		Tétanos (toxoïde)
BCG (tuberculose)		Diphtérie (toxoïde)

Vaccination n'est pas synonyme d'immunité

Les niveaux de complexité qui viennent d'être décrits concernant l'immunité innée, l'épigénétique et le microbiote compliquent de manière exponentielle le problème consistant à comprendre

85. U.S. Department of Health and Human Services. «Vaccine Types,» https://www.vaccines.gov/basics/types, Consulté le 17 Août 2019
86. Data taken from: U.S. Department of Heatlh and Human Services. «Vaccine Types,» https://www.vaccines.gov/basics/types Consulté le 17 Août 2019. and Cave S. *What Your Doctor May* Not *Tell You about Children's Vaccinations.* New York: Grand Central Publishing, 2010, p. 9-10.

comment déclencher de manière sûre et efficace une immunité acquise artificiellement. Cette complexité va même jusqu'à la question de savoir si la réponse induite par des moyens artificiels peut être appelée «immunité» à proprement parler. Pour obtenir une immunité complète et durable, il devient de plus en plus évident que tout le système immunitaire doit être impliqué dans le processus de construction de la mémoire immunologique. La vaccination, qui se concentre sur la réponse des anticorps et présente divers inconvénients liés à chaque méthode de production d'un vaccin, est clairement un mécanisme insuffisant pour produire une véritable immunité contre un agent pathogène.

Les Limites de la Vaccination

Curieusement, il apparaît que la seule raison de poursuivre la vaccination de masse contre la poliomyélite est d'essayer de compenser la perte d'immunité passive provoquée par des décennies d'utilisation des vaccins.

Catherine J. M. Diodati, MA[87]

Outre le fait que les mécanismes de l'immunité naturelle sont mal compris (et donc très difficiles à manipuler de manière prévisible à l'aide de méthodes artificielles), il existe d'autres limites biologiques à la vaccination. Malgré les affirmations des médias grand public, la vaccination en tant que méthode visant à conférer une immunité acquise n'est ni permanente ni infaillible. Ce chapitre aborde les limites des vaccins sur trois fronts : la nature transitoire de l'immunité artificielle conférée par les vaccins ; le fait que, dans certains cas, les vaccins ne confèrent aucune immunité ; et la nécessité de recourir à des produits chimiques supplémentaires appelés adjuvants pour que certains vaccins suscitent une réponse du système immunitaire.

L'immunisation induite par la vaccination est temporaire

Le mythe le plus répandu concernant la mémoire immunologique est l'idée que la réponse immunitaire produite par les vaccins

87. Diodati CJM. *Immunization: History, Ethics, Law and Health*. Ontario, CN: Integral Aspects Incorporated, 1999, p. 131.

dure toute la vie, ou – à défaut – au moins autant qu'une réponse immunitaire induite par l'exposition à une maladie réelle[88]. Ceci est en partie dû à une compréhension erronée de la nature de la vaccination, comme si elle imitait de quelque manière une infection naturelle. Pourtant, comme nous l'avons vu dans la section précédente, ce n'est manifestement pas le cas. Nous savons maintenant que même l'immunité naturelle ne dure pas toujours indéfiniment; en revanche, nous savons depuis longtemps que les vaccinations sont beaucoup plus éphémères en termes de protection qu'une infection naturelle. À l'époque de Jenner, les médecins reconnaissaient que des «rappels» permanents étaient nécessaires pour maintenir la protection contre l'infection induite par le vaccin, et qu'une immunité permanente n'était jamais atteinte par la vaccination. Voici quelques illustrations contemporaines frappantes de ce manque de pérennité:

> Une étude a révélé que 38 % des personnes ayant reçu un vaccin contre l'hépatite B affichaient des taux d'anticorps extrêmement faibles trois ans seulement après leur vaccination initiale[89].
>
> Après 5 ans, au moins 35 % des personnes ayant reçu le vaccin contre le HPV affichaient un taux d'anticorps insignifiant[90]. Étant donné que la plupart des filles sont vaccinées à partir de l'âge de 11 ans, cela signifie potentiellement que jusqu'à 1/3 des femmes qui reçoivent le vaccin auront perdu leur immunité avant de courir le risque de contracter la maladie.
>
> L'Organisation Mondiale de la Santé a indiqué que « 25 % à 60 % des adultes auront perdu tous les anticorps induits par le vaccin contre l'hépatite B après un laps de temps compris entre 6 et 10 ans ». Bien qu'il n'y eût pas de données disponibles pour les enfants au moment où le fait a été rapporté, il n'est pas exagéré de conclure que la majorité des nourrissons qui sont aujourd'hui vaccinés contre l'hépatite

88. Murphy K, Travers P, and Walport M. *Janeway's Immunobiology, 9th Ed.* New York and London: Garland Science, Taylor & Francis Group, 2017, p. 472-474.
89. Horowitz MM, Ershler WB, McKinney WP, *et al.* Duration of Immunity After Hepatitis B Vaccination: Efficacy of Low-Dose Booster Vaccine. *Ann Intern Med.* 1988; 108: 185–189. doi: 10.7326/0003-4819-108-2-185
90. Vernon LF. How Silencing of Dissent in Science Impacts Woman. The Gardasil® Story. *Advances in Sexual Medicine*, 2017; 7: 179-204. *Voir aussi*: références 103 et 104 dans le même article.

B auront perdu toute réponse immunitaire au moment où ils seront assez âgés pour courir le risque de contracter la maladie[91].

Le Centre de Conseil pour l'Immunisation en Nouvelle-Zélande a déclaré que les vaccins contre la diphtérie protègent durant environ 10 ans et ceux contre la coqueluche* seulement 4 à 6 ans. Les vaccins contre le tétanos** peuvent durer jusqu'à 25 ans, mais au moins un quart de ces vaccins ne durent que 13-14 ans[92].

La plupart des autres vaccins pour lesquels nous disposons de données n'ont été testés que jusqu'à 10-20 ans seulement après la vaccination[93]. Bien qu'il soit possible que l'immunité conférée à certains individus dépasse les 20 ans, il n'existe actuellement aucune preuve pour étayer cette affirmation. Cependant, le lecteur attentif peut se demander pourquoi, alors qu'il vient de terminer une longue explication des nombreuses raisons pour lesquelles les anticorps ne peuvent à eux seuls constituer des marqueurs de l'immunité, on dispose maintenant de multiples statistiques concernant les anticorps pour plaider contre l'efficacité durable des vaccins. Ces statistiques montrent que, même selon les critères avancés par les partisans des vaccins, ceux-ci ne confèrent pas une protection immunitaire durable.

L'efficacité des vaccins peut également être examinée en étudiant des cas d'épidémie survenues dans des populations

91. Diodati CJM. *Immunization: History, Ethics, Law and Health.* Ontario, CN: Integral Aspects Incorporated, 1999, p. 125.
92. The Immunization Advisory Centre. « Efficacy and Effectiveness. » Updated Jan 2020. https://www.immune.org.nz/vaccines/efficiency-effectiveness Consulté le 18 Avril 2020.
93. *Ibid.*

* Bien que l'immunité contre la coqueluche diminue même après une infection naturelle (avec une durée maximale de 20 ans), le vaccin est clairement moins efficace que l'infection naturelle pour apporter une immunité durable, et pourrait entraîner une réinfection de l'enfant par la coqueluche alors qu'il est encore relativement jeune. (Voir: Wendelboe AM, Van Rie A, Salmaso S, Englund JA. Duration of Immunity Against Pertussis After Natural Infection or Vaccination. *The Pediatric Infectious Disease Journal*: 2005 Mai; 24(5): S58-S61 doi: 10.1097/01.inf.0000160914.59160.41)

** Bien que normalement le tétanos n'entraîne pas une immunité par les voies naturelles d'infection (c'est-à-dire intramusculaires), des études des années 1920 ont montré que les animaux peuvent acquérir une immunité par l'exposition aux spores de tétanos dans leurs intestins. (Voir Obukhanych, 2012)

fortement vaccinées, ce qui est un phénomène connu et bien documenté[94,95,96,97,98].

En fait, pour certaines maladies comme la rougeole, les épidémies dans les populations vaccinées[99] suggèrent que la perte d'immunité chez les individus (avant ou après les 20 ans suivant la vaccination) est suffisamment importante pour que les maladies continuent de circuler dans la population même lorsque les taux de vaccination sont très élevés. Quelques brefs exemples d'épidémies de ce type dans des populations vaccinées sont présentés ci-dessous :

> Alors que les niveaux de couverture vaccinale sont restés constants, le Royaume-Uni et les États-Unis ont connu une hausse spectaculaire dans l'incidence de la coqueluche depuis le passage du vaccin anticoquelucheux à germes entiers au vaccin acellulaire dans les années 1990. Les auteurs de la recherche sur ce sujet l'affirment même explicitement : « Il est clair que *l'affaiblissement de l'immunité* joue un rôle dans l'épidémiologie de *B. pertussis*, bien que les estimations de durée de la protection contre *B. pertussis* soient très variées »[100]. [C'est nous qui soulignons].

---

94. Edmonson MB, Addiss DG, McPherson JT, Berg JL, Circo SR, Davis JP. Department of Pediatrics, University of Wisconsin, Madison 53792. Mild measles and secondary vaccine failure during a sustained outbreak in a highly vaccinated population. *JAMA*. 1990 Mai 9 ; 263(18): 2467-71.
95. Vandermeulen C, Roelants M, Vermoere M, Roseeuw K, Goubau P, Hoppenbrouwers K. Department of Youth Health Care, Katholieke Universiteit Leuven, Kapucijnenvoer 35/1, 3000, Belgium. Outbreak Of Mumps In A Vaccinated Child Population: A Question Of Vaccine Failure? *Vaccine*. 2004 Jul 29 ; 22(21-22): 2713-6.
96. Paunio M, Hedman K, Davidkin I, Valle M, Heinonen OP, Leinikki P, Salmi A, Peltola H. Department of Public Health, University of Helsinki, Finland. Secondary measles vaccine failures identified by measurement of IgG avidity: high occurrence among teenagers vaccinated at a young age. *Epidemiol Infect* 2000 Apr ; 124(2): 263-71
97. Briss PA, Fehrs LJ, Parker RA, Wright PF, Sannella EC, Hutcheson RH, and Schaffner W. Sustained Transmission of Mumps in a Highly Vaccinated Population: Assessment of Primary Vaccine Failure and Waning Vaccine-Induced Immunity, *J Infect Dis*, 1994 Jan ; 169(1): 77–82, https://doi.org/10.1093/infdis/169.1.77
98. A.V. Atrasheuskaya, M.V. Kulak, A.A. Neverov, S. Rubin, G.M. Ignatyev, Measles Cases In Highly Vaccinated Population Of Novosibirsk, Russia, 2000-2005. *Vaccine*, 2008 Apr ; 26(17) :2111-2118.
    De nombreux autres articles pourraient être cités ici, et une recherche pour «vaccine failure» sur scholar.google.com (11 octobre 2019) a donné plus de 1,8 million de résultats.
99. Rosen JB, Rota JS, *et al.* Outbreak of measles among persons with prior evidence of immunity, New York City, 2011. *Clin Infect Dis* 2014 Mai ; 58(9): 1205-10
100. Althouse BM, Scarpino SV. Asymptomatic transmission and the resurgence of *Bordetella pertussis*. *BMC Med.* 2015 ; 13: 146. doi: 10.1186/s12916-015-0382-8

Bien que la Chine ait déclaré avoir atteint une couverture vaccinale de 97,52 % en 2010 (vaccination effectuée sans tenir compte du statut immunitaire), elle a enregistré 42 569 cas de rougeole répartis sur des centaines de foyers différents entre 2011 et 2013. Ces cas ont été confirmés en laboratoire à plus de 98 % en 2012 et 2013, avec des pourcentages presque aussi élevés qu'en 2011[101].

Les épidémies d'oreillons se sont multipliées aux États-Unis au cours de la dernière décennie[102]. En 2013, des épidémies d'oreillons se sont produites sur trois campus différents dans trois États différents : Université de Richmond, Université Loyola et Université Fordham. Des rapports ont indiqué que ces épidémies se sont produites dans des populations entièrement vaccinées (jusqu'à 100 %)[103]. 484 cas d'oreillons ont été signalés au centre de l'Ohio en 2014 ; il s'agissait de l'incidence la plus élevée des cas d'oreillons dans la région depuis 1979[104]. L'université de l'Iowa et les communautés environnantes ont signalé 226 cas avant une campagne de vaccination ROR en 2015, et 75 cas après la campagne en 2016, malgré un taux de vaccination de 98 % (dont 12 % avaient reçu une troisième dose du ROR)[105]. En 2016, une épidémie d'oreillons à l'université de Harvard a impliqué au moins 66 cas confirmés d'oreillons chez des étudiants qui avaient été vaccinés à 98-99 %[106]. Dans l'ensemble du Massachusetts, on a recensé plus de 250 cas

101. Ma C, Hao L, Zhang Y, *et al.* Monitoring progress towards the elimination of measles in China: an analysis of measles surveillance data. *Bull World Health Organ*, 2014 Mai 1; 92(5): 340–347. doi: 10.2471/BLT.13.130195
102. Wikipédia, bien que ce ne soit généralement pas une source d'information fiable, n'est certainement pas favorable à la diffusion d'informations qui pourraient être utilisées pour discréditer les vaccins. Pourtant, il y est fait état d'au moins 39 foyers d'oreillons rien qu'aux États-Unis entre 2005 et 2020, ainsi que d'autres foyers d'oreillons dans le monde entier. Voir : https://en.wikipedia.org/wiki/Mumps_outbreaks_in_the_21st_century Consulté le 11 Mai 2020. Et aussi : https://www.cdc.gov/mumps/outbreaks.html ; consulté le 11 Mai 2020.
103. Bolinger T. *The Truth about Vaccines 2020: Episode 3*. TTAC. https://go2.thetruthaboutvaccines.com/docuseries/replay/?utm_campaign=ttav&utm_medium=email&utm_source=a ll-actives-ttac&utm_content=replay-ttav-2020-may2-444pm&a_aid=5903de82cac79 consulté le 25 Avril 2020.
104. City of Columbus. Mumps outbreak declared over in central Ohio – 10.10.2014. Columbus Public Health Press Release. 10 Octobre 2014. < https://www.columbus.gov/publichealth/press/2014/Mumps-Outbreak-Declared-Over-in Central-Ohio----10-10-2014/> Consulté le 11 Mai 2020.
105. Shah M, Quinlisk P, Weigel A, *et al.* Mumps Outbreak in a Highly Vaccinated University-Affiliated Setting Before and After a Measles-Mumps-Rubella Vaccination Campaign—Iowa, Juillet 2015–Mai 2016. *Clin Infect Dis*, 2018 Jan 1: 66(1), 81–88. https://doi.org/10.1093/cid/cix718
106. Narayanan MV and Shimozaki KK. Months After First Outbreak, Campus Rid of Mumps. *The Harvard Crimson*. 1 Septembre 2016. < https://www.thecrimson.com/article/2016/9/1/mumps-gone-not-forgotten/> Consulté le 11 Mai 2020.

d'oreillons en 2016 et plus de 170 cas en 2017[107]. Les plus grandes épidémies de la décennie ont touché près de 3 000 personnes chacune : la première en 2009-2010 à New York, et la seconde en 2016 dans une petite communauté de l'Arkansas[108].

Les cas qui viennent d'être cités ne représentent que la partie émergée de l'iceberg des épidémies dans les populations fortement vaccinées. Pour de plus amples informations, le lecteur peut se référer à l'ouvrage du Dr Richard Moskowitz *Vaccines: A Reappraisal, Dissolving Illusions* du Dr Suzanne Humphries, ou presque n'importe quel ouvrage de Neil Z. Miller.

L'immunité provoquée par le vaccin est inefficace : l'échec du vaccin

Les flambées de maladies dans des populations entièrement vaccinées peuvent avoir une explication supplémentaire, outre le déclin de l'immunité induite par le vaccin. Des recherches ont révélé qu'au moins 2 à 10 % de tous les individus vaccinés ne parviennent pas à développer une réponse immunitaire à leur vaccination initiale[109]. Ce phénomène a été appelé « échec du vaccin primaire » et peut être dû à des problèmes de fabrication ou d'administration du vaccin, ou à un manque de réceptivité dû à la génétique ou à l'environnement de l'hôte. La situation évoquée dans la section précédente, lorsque les individus ne parviennent pas à maintenir des taux d'anticorps stables, est appelée échec vaccinal secondaire.

Les échecs de vaccination primaire et secondaire ont un effet synergique sur la capacité de la population à atteindre la situation connue sous le nom d'immunité de groupe. Il s'agit d'un état idéal dans lequel un nombre suffisant d'individus sont immunisés contre une maladie donnée, de sorte que la maladie ne

107. Zusl K. New details about mumps outbreaks of 2016-2017. *The Harvard Gazette*. 11 Février 2020. <https://news.harvard.edu/gazette/story/2020/02/the-story-behind-the-mumps-outbreaks-of-2016-17/> Consulté le 11 Mai 2020.
108. CDC. Mumps cases and outbreaks. 11 Février 2020. < https://www.cdc.gov/mumps/outbreaks.html> Consulté le 11 Mai 2020.
109. Wiedermann, U, Garner-Spitzer E, and A Wagner. Primary vaccine failure to routine vaccines: Why and what to do? *Hum Vaccin Immunother*. 2016 Jan ; 12(1): 239–243.

circule plus librement dans la population[110]. Plus une maladie est infectieuse, plus le seuil de l'immunité collective sera élevé. Par exemple, étant donné que la rougeole peut se propager dans l'air (ce qui la rend beaucoup plus contagieuse qu'une maladie qui doit être transmise par les fluides corporels ou par un contact de peau à peau), environ 95 % des individus d'une population donnée doivent être immunisés contre la rougeole pour que la population dans son ensemble puisse contenir une épidémie de rougeole par la seule immunité collective[111, 112] Toutefois, l'efficacité du vaccin antirougeoleux est estimée à 85-99 % après l'échec du vaccin[113]; par conséquent, même avec une couverture vaccinale de 100 %, il est probable que l'immunité de groupe ne sera jamais atteinte*.

Un autre problème d'échec vaccinal qui n'est généralement pas traité se produit chaque année avec le vaccin contre la grippe saisonnière. Comme le vaccin ne peut pas protéger contre toutes les souches possibles de la grippe, chaque année les développeurs de vaccins doivent choisir les souches qu'ils incorporeront dans le vaccin en se basant sur les modèles de circulation des souches dans le passé. Cette estimation signifie que, au mieux, le vaccin échouera dans 40 à 60 % des cas, et au pire, le vaccin antigrippal pourrait ne pas protéger contre la

110. Helft L and Willingham E. «What is Herd Immunity?» NOVA. 5 Septembre 2014. https://www.pbs.org/wgbh/nova/article/herd-immunity/ Consulté le 18 Octobre 2019.
111. *Ibid.*
112. Holland M, Zachary CE. Herd Immunity and Compulsory Childhood Vaccination: Does the Theory Justify the Law? *Oregon Law Review*, 2014; 93(1): 17.
113. *Ibid.*

* Gouvernement du Canada. «Vaccin contre la rougeole: Guide canadien d'immunisation», https://www.canada.ca/en/public/health/services/publications/healthy-living/canadian-immunization-guide-part-4-active-vaccines/page-12-measles vaccine.html#p4c11a4 (consulté le 28 Octobre 2019) suggère que les doses de rappel pourraient permettre une efficacité de 100 %, mais cela est peu probable étant donné le taux moyen d'échec du vaccin et les mécanismes mal compris d'incompatibilité chez l'hôte qui contribuent aux taux d'échec. L'article lui-même admet que des épidémies de rougeole peuvent se produire et se produisent effectivement dans des populations fortement vaccinées, un fait qui est cohérent avec au moins certains échecs du vaccin. Cela est d'autant plus vraisemblable que ces épidémies se produisent souvent dans les écoles, où il est peu probable que l'immunité acquise artificiellement ait déjà diminué (c'est-à-dire que l'échec du rappel vaccinal est un coupable peu vraisemblable).

grippe dans 75 à 97 % des cas[114]. En outre, l'amorçage incorrect du système immunitaire avec les mauvaises souches du virus peut en fait rendre plus probable qu'un individu vacciné présente des symptômes cliniques aggravés s'il contracte la grippe saisonnière[115, 116, 117, 118].

L'immunité induite par les vaccins n'est pas efficace : le besoin d'adjuvants.

Le concept de vaccins sous-unitaires a été introduit précédemment. Bien que ces vaccins soient considérés comme « plus sûrs » que les vaccins vivants ou inactivés parce qu'ils ne contiennent pas d'agents pathogènes réels, ils sont en fait beaucoup moins efficaces que les vaccins inactivés pour produire une réponse immunitaire. C'est l'une des raisons de la recrudescence de la coqueluche dont il a été question plus haut.

Pour pallier cet inconvénient, les vaccins sous-unitaires comprennent souvent un composant appelé adjuvant : une substance qui renforce la réponse immunitaire de l'organisme à un antigène étranger. Bien que leur mécanisme exact ne soit pas bien compris, les adjuvants peuvent agir dans l'organisme pour activer certaines protéines impliquées dans l'immunité, recruter des cellules immunitaires ou aider les cellules immunitaires à absorber les composants actifs du vaccin[119]. La plupart des vaccins qui nécessitent des adjuvants contiennent de l'aluminium sous l'une des formes suivantes : sulfate d'hydroxyphosphate d'aluminium

114. Bloomberg. Why Flu Outbreaks Have Been the Worst in Nearly a Decade. *Time*, 28 Février 2018. https://time.com/5179131/the-flu-vaccine-worst-year/ Consulté le 21 Avril 2020.
115. J.H. Kim, W.G. Davis, S. Sambhara and J. Jacob. Strategies to alleviate original antigenic sin responses to influenza viruses. PNAS (2012). doi: 10.1073/pnas.0912458109
116. Kim JHK, Skoutzou I, Compans R, Jacob J. Original Antigenic Sin Response to Influenza Viruses. *J Immunol*, 2009 ; 183: 3294-3301. doi:10.4049/jimmunol.org/content/183/5/3294
117. Khurana S, Loving CL, Manischewitz J, *et al.* Vaccine-Induced Anti-HA2 Antibodies Promote Virus Fusion and Enhance Influenza Virus Respiratory Disease. *Sci Translational Med*, 2013 ; 5(200). DOI: 10.1126/scitranslmed.3006366.
118. Skowronski DN, De Serres G, Crowcroft NS, *et al.* Association between the 2008–09 Seasonal Influenza Vaccine and Pandemic H1N1 Illness during Spring–Summer 2009: Four Observational Studies from Canada. *PLOS Med*, 2010 Apr 6: https://doi.org/10.1371/journal.pmed.1000258.
119. Awate S, Babiuk LA, and Mutwiri1G. Mechanisms of Action of Adjuvants. *Front Immunol.* 2013 Mai 16 ; 4: 114. doi: 10.3389/fimmu.2013.00114

amorphe (AAHS), hydroxyde d'aluminium, phosphate d'aluminium ou sulfate d'aluminium et de potassium[120].

Depuis 1911, les dangers des additifs à l'aluminium dans les aliments (en particulier dans la levure chimique) ont fait l'objet de débats publics[121]. Étant donné que l'absorption orale de l'aluminium est nettement inférieure à l'absorption de l'aluminium injecté directement dans la circulation sanguine, ce n'est vraiment pas une nouveauté de suggérer que les adjuvants à l'aluminium puissent être une source d'inquiétude. Le CDC affirme que les adjuvants de vaccins ont été utilisés en toute sécurité pendant des décennies, mais les recherches en cours suggèrent que ces composés contenant de l'aluminium ne sont pas sûrs aux doses qui sont administrées lors du processus de vaccination, et peuvent avoir des impacts négatifs disproportionnés sur les populations sensibles aux maladies auto-immunes[122].

La FDA a publié des règles concernant l'administration de l'aluminium parentéral* qui indiquent que le niveau d'aluminium dans les vaccins est susceptible d'être dangereux :

> Les recherches indiquent que les patients dont la fonction rénale est altérée, y compris les nouveau-nés prématurés, qui reçoivent des doses d'aluminium par voie parentérale supérieures à 4 ou 5 µg/kg/jour, accumulent de l'aluminium à des niveaux associés à une toxicité pour le système nerveux central et les os. La saturation des tissus peut se produire à des taux d'administration encore plus faibles[123].

Cette information est déconcertante, car les nourrissons reçoivent environ 4,4 g d'aluminium par le biais des adjuvants

120. Centers for Disease Control and Prevention. « Adjuvants Help Vaccines Work Better. » https://www.cdc.gov/vaccinesafety/concerns/adjuvants.html Consulté le 19 Octobre 2019.
121. Shaw CA, Tomljenovic L. Aluminum in the central nervous system (CNS): toxicity in humans and animals, vaccine adjuvants, and autoimmunity. *Immunol Res* 2013 Jul: 56(2-3): 304-16.
122. Moskowitz, Richard MD. *Vaccines: A Reappraisal*. New York: Skyhorse Publishing, 2017, p. 76.
123. Electronic Code of Federal Regulations, Title 21, Section 201.323. Aluminum in large and small volume parenterals used in total parenteral nutrition. https://ecfr.io/cgi-bin/text idx?SID=f2eed24e14658065465c1a54dd9eff04&mc=true&node=se21.4.201_1323&rgn=div8Consulté le 1/6/ 2020.

* « Parentéral » est un terme médical qui signifie tout ce qui est administré par une voie autre qu'orale.

de vaccination lorsque le calendrier vaccinal du CDC est suivi de la naissance jusqu'à l'âge de six mois[124]. Bien que cela ne semble pas être une grande quantité d'aluminium, cela correspond à environ 24 µg/jour, soit 3,1 µg/kg/jour pour un enfant de taille moyenne de six mois, et 7,4 µg/kg/jour pour un nouveau-né de taille moyenne. À première vue, cela ne semble pas particulièrement alarmant, car la dose pour les nouveau-nés n'est que légèrement supérieure à la dose sûre recommandée mentionnée dans le passage ci-dessus. Cependant, ces calculs ne disent pas tout; l'aluminium n'est pas injecté à petites doses au long des six mois, mais en une seule fois. Ainsi, l'aluminium s'accumule plus facilement dans les tissus, car le corps ne peut pas traiter efficacement une telle quantité d'aluminium administrée en une seule fois.

À la naissance, si un nourrisson reçoit le vaccin contre l'hépatite B, 250 µg d'aluminium sont administrés dans son corps – chez un nourrisson moyen d'environ 3,4 kg[125], cela représenterait 15 à 18 fois la dose de sécurité recommandée par la FDA pour l'exposition de ce jour-là. À deux mois, un nourrisson moyen d'environ 5,5 kg recevra 1 225 µg d'aluminium en une journée – ce qui représente 45 à 56 fois le taux d'exposition quotidienne sans danger recommandé par la FDA. Même en tenant compte du fait que les recommandations ci-dessus sont faites pour ceux qui ont des problèmes rénaux, des doses dans ces fourchettes trop importantes ne peuvent être bonnes pour l'organisme.

Les doses d'aluminium sont particulièrement inquiétantes si l'on considère que l'aluminium provenant de sources parentérales (par injection directe) ne peut être éliminé des tissus mous (y compris le cerveau) en moins de 100 jours, et qu'il persiste dans les tissus osseux encore plus longtemps[126] - et ces données ont

124. AIT Institute. Aluminum Toxicity. https://www.aitinstitute.org/aluminum_toxicity.htm Consulté le 1/6/2020.

125. Ianelli V. Baby Birth Weight Statistics. VeryWell Family. Updated 29 Jun 2020. https://www.verywellfamily.com/baby-birth-weight-statistics 2633630#:~:text=The%20mean%20or%20average%20birth%20weight%20in%20 the,grams%29%20is%20considered%20normal%20for%20a%20full-term%20newborn. Consulté le 11 Septembre 2020.

126. Krewski, D., Yokel, R. A., Nieboer, E., Borchelt, D., Cohen, J., Harry, J., Kacew, S., Lindsay, J., Mahfouz, A. M., & Rondeau, V. (2007). Human health risk assessment for aluminium, aluminium

été obtenues chez les adultes, qui sont capables d'éliminer les toxines de leur système beaucoup plus facilement que les enfants. Le foie d'un enfant n'est pas complètement développé à la naissance; un développement rapide se poursuit tout au long de la première année de vie et le métabolisme des toxines n'atteint son maximum que lorsque l'enfant est assez âgé pour aller à l'école[127]. Outre le foie, le microbiote joue un rôle majeur dans l'élimination des composés toxiques de l'organisme[128]. La composition de microbes spécifiques dans le microbiote d'un individu fluctue beaucoup pendant la première année de vie, et il est probable que les agressions toxiques pendant cette période pourront influencer un individu tout au long de sa vie[129].

Des études supplémentaires ont montré que les composants particuliers de l'aluminium utilisés comme adjuvants peuvent persister dans l'organisme jusqu'à *11 ans après la vaccination*[130], ce qui laisse penser que des dommages peuvent continuer à se produire dans l'organisme des enfants pendant au moins une décennie après leur vaccination. En raison de ce facteur, le dosage cumulé de l'adjuvant sur une période de 11 ans devrait jouer un rôle important pour déterminer si le nombre de vaccins administrés selon le calendrier des CDC est réellement sans danger.

Malheureusement, la bioaccumulation de l'aluminium n'est pas le problème le plus grave en ce qui concerne les adjuvants. Des études réalisées sur des souris montrent que ces composés sont facilement capables de traverser la barrière hémato-encéphalique et de s'accumuler dans le cerveau, le foie, la rate et les ganglions lymphatiques[131]. Leur capacité à pénétrer dans le système nerveux central est particulièrement inquiétante en raison des effets

---

oxide, and aluminium hydroxide. *Journal of toxicology and environmental health. Part B, Critical reviews, 10 Suppl 1*(Suppl 1), 1–269. https://doi.org/10.1080/10937400701597766.

127. Piñeiro-Carrero VM, Piñeiro EO. Liver. *Pediatrics* 2004 Apr, 113 (Supplement 3): 1097-1106.
128. Murphy K, Travers P, Walport M. *Janeway's Immunobiology, 9th Ed*. New York and London: Garland Science, Taylor & Francis Group, 2017, p. 520.
129. Gensollen T, Iyer SS, Kasper DL, Blumberg, RS. How colonization by microbiota in early life shapes the immune system. *Science*. 2016 Avril 29; 352(6285): 539–544. doi:10.1126/science.aad9378.
130. Moskowitz, Richard MD. *Vaccines: A Reappraisal*. New York: Skyhorse Publishing, 2017, p, p. 79.
131. *Ibid.*, p. 164.

neurotoxiques de l'aluminium dans le corps humain[132]. Le risque de dommages est beaucoup plus élevé chez les nourrissons et les jeunes enfants, qui ont une barrière hémato-encéphalique plus perméable que les enfants plus âgés et les adultes[133].

Outre la possibilité de causer de graves dommages neurologiques, les adjuvants à base d'aluminium peuvent également entraîner des troubles au sein du système immunitaire. En raison de la manière dont l'adjuvant déclenche la réponse des anticorps (en contournant la progression naturelle de l'activation immunitaire dans l'organisme et en déplaçant l'immunité loin d'une réponse cellulaire), il est possible que l'exposition aux adjuvants puisse entraîner un changement à long terme dans la manière dont l'organisme répond aux agents pathogènes[134]. Il a même été suggéré que les adjuvants jouent un rôle médiateur dans le développement des réactions allergiques, car le processus de déclenchement des réactions allergiques est dépendant de l'adjuvant[135]. Cette question sera abordée plus en détails dans une section ultérieure.

132. Miller, Neil Z. *Miller's Review of Critical Vaccine Studies*. Santa Fe: New Atlantean Press, 2016, p. 44-61.
133. Moskowitz, Richard MD. *Vaccines: A Reappraisal*. New York: Skyhorse Publishing, 2017, p. 165.
134. Tomljenovic L, Shaw C. Aluminum Vaccine Adjuvants: Are They Safe? *Cur Medicinal Chem* 2011, 18:2630.
135. Obukhanych, T. *Vaccine Illusion*. Amazon Digital Services LLC, 2012.

La vaccination et le paradigme évolutionniste

De façon répétée, la croyance en la vérité de l'hypothèse évolutionniste a conduit les scientifiques à voir un dysfonctionnement ou une perte de fonction là où une fonction était bien assurée. [...] Cette hypothèse de dysfonctionnements dans la nature se dresse à l'encontre de la thèse traditionnelle que tout y a un rôle à jouer, thèse qui a guidé le progrès des connaissances en médecine et dans les sciences naturelles tout au long du développement de la civilisation occidentale.

Hugh Owen[136]

Si le modèle des anticorps est dépassé et que l'induction de l'immunité par la vaccination est fortement limitée, pourquoi cette intervention médicale est-elle encore perçue comme une option viable pour gérer la réponse immunitaire ? Une raison fondamentale – et souvent négligée – est que la vaccination est ancrée dans la conception évolutionniste moderne de la médecine. Cette vision du monde réduit finalement le corps à un amalgame aléatoire de facteurs qui peuvent être efficacement manipulés par l'homme, réputé plus intelligent que son créateur aléatoire, la sélection naturelle. Avant de discuter des particularités de la sécurité et de l'éthique des vaccins, il est essentiel de comprendre les fondements de la théorie évolutionniste sur laquelle repose l'idéal vaccinal.

136. Owen H. The negative impact of the evolutionary hypothesis on scientific research. 4 Février 2010. https://kolbecenter.org/negative-impact-of-evolutionary-hypothesis-on-scientific-research/ Consulté le 16 Mai 2020.

Le modèle Création-Providence vs. le paradigme évolutionniste

Dès le début, les pionniers de la vaccination se sont concentrés sur le développement de vaccins pour combattre ou prévenir des maladies spécifiques plutôt que de s'efforcer de comprendre le système immunitaire du corps humain ou les moyens pour renforcer les défenses naturelles de l'organisme. Le souci de lutter contre des maladies spécifiques et de susciter une réponse spécifique du corps humain à ces maladies reflète la philosophie du naturalisme des Lumières qui a fini par dominer la recherche scientifique et médicale à la fin du XVIIIe et au début du XIXe siècle. Le naturalisme, qui exclut tout type de cause surnaturelle et se concentre sur des causes purement naturelles, conduit logiquement à une interprétation réductionniste des phénomènes de la nature. Cela entraîne à son tour des conséquences pratiques comme la focalisation myope sur une seule molécule cible dans le corps humain afin de traiter les symptômes de la maladie, ce qui est (très malheureusement) la ligne de conduite suivie presque toujours dans le développement moderne des médicaments[137]. Nous retrouvons le plus clairement ce réductionnisme dans sa relation avec la vaccination dans l'idée que les anticorps pourraient être considérés comme équivalents à l'immunité.

La philosophie du naturalisme est incompatible avec la foi des premiers scientifiques et médecins qui croyaient en la création spéciale de l'homme par un Créateur d'une merveilleuse sagesse. Le naturalisme est basé sur une vision évolutionniste de l'homme (ou du moins du corps humain, pour ceux qui prônent une version théiste de l'évolution) comme étant le produit de processus naturels spontanés au cours de longues périodes de temps. À la lumière de cette philosophie, l'homme en vient à être considéré comme un « accident » – et malgré sa nature accidentelle, son

137. Scapozza L. Drug Development. 2013. In: Global Health: An Interdisciplinary Overview. Coursera. https://www.coursera.org/learn/global-health-overview/lecture/6PxzP/drug-development-by-leonardo-scapozza Consulté le 18 Mai 2020.

attribut d'intelligence devient primordial pour «réparer» ce qui ne va pas dans son corps et dans le monde. L'idée selon laquelle l'homme pourrait améliorer considérablement la nature connut son apogée avec le mouvement eugéniste qui débuta à la fin du XIXe siècle en Angleterre. À l'époque, les spécialistes en sciences naturelles s'efforcent d' «améliorer» la génétique des plantes cultivées, des animaux (en particulier des chiens) et même des humains, en utilisant des programmes de sélection rigoureuse poussant les organismes aux limites de leur variabilité génétique*. Bien que le terme «eugénisme» ait depuis acquis des connotations négatives et soit peu mis en avant, nous pouvons toujours constater l'arrogance de cet état d'esprit sur des exemples tels que les recherches menées pour modifier génétiquement notre réserve alimentaire afin de la rendre suffisamment nutritive[138, 139]. Cela se fait malgré la richesse des recherches qui indiquent que la consommation des diverses variétés d'aliments (tels que Dieu les a créés) est plus qu'adéquate pour répondre aux besoins nutritionnels de l'homme, et aussi en dépit des préoccupations concernant l'innocuité des ressources alimentaires génétiquement modifiées[140]. Nous voyons également cette idée d'un homme «compensant ce qui manque» dans la création, lorsque nous considérons que les vaccins sont conçus pour manipuler le corps dans une tentative de rendre le système immunitaire plus robuste qu'il ne le serait sans eux.

---

138. Haslam RP, Ruiz-Lopez N, Eastmond P, *et al.* The modification of plant oil composition via metabolic engineering—better nutrition by design. *Plant Biotechnology Journal*, 2013; 11, p. 157–168. doi: 10.1111/pbi.12012
139. Le DT, Chu HD, Le NQ. Improving Nutritional Quality of Plant Proteins Through Genetic Engineering. *Curr Genomics*. 2016;17(3):220-229. doi:10.2174/1389202917666160202215934 Ce ne sont là que quelques-uns des nombreux exemples qui pourraient être proposés.
140. Pour plus d'informations sur la tragédie que constituent les OGM, se reporter à : Owen H. *GMO Food: Boon or Bane?*, 2013. Diffusé sur le site Kolbecenter.org.

* Ces programmes d'élevage sélectif visant à produire des lignées extrêmement «pures» ont finalement eu un impact négatif sur la santé des populations sur lesquelles ils étaient pratiqués. En effet, ce mécanisme de réduction de la variabilité globale du pool génétique a rendu les organismes de race pure sensibles à divers défauts génétiques qui leur ont été involontairement affectés en même temps que les caractéristiques souhaitées. Comme nous le verrons dans de nombreux sujets abordés dans le cadre de la sécurité des vaccins (notamment en ce qui concerne les allergies, les réactions auto-immunes et la sensibilité changeante aux maladies), il existe également des effets secondaires indésirables dans la pratique tout aussi dangereuse qui consiste à essayer de «remodeler» le système immunitaire.

Quand on évalue les mérites et les inconvénients de la vaccination, il est important de reconnaître qu'il existe deux cadres de pensée différents pour la recherche scientifique et médicale qui ont tous deux été utilisés par des chercheurs de renom au cours des derniers siècles. Nous appellerons l'un de ces cadres «le modèle Création-Providence». Ce cadre soutient que le Dieu tout-puissant a créé les premiers êtres humains, Adam et Ève, instantanément et sans agents intermédiaires. Ils étaient parfaits de corps et d'esprit, et exempts de tout défaut. Selon ce cadre, la forme de tous les êtres vivants est donc présumée stable, dérivée de la forme créée par Dieu au commencement, et toutes les parties de la création divine sont présumées fonctionnelles, car tout ce que Dieu a créé est bon. C'est le péché originel d'Adam qui apporta la mort, la difformité et la maladie dans le monde, et ces choses n'étaient pas une partie originelle de la création; la mort ne faisait pas non plus partie intégrante du processus par lequel les êtres vivants auraient été créés, comme le suppose la théorie de l'évolution. Enfin, le péché a endommagé l'homme *sans détruire la bonté essentielle (et la fonctionnalité) du corps humain*, même si celui-ci est devenu sujet à la mort et à la décomposition.

Ce cadre ne repose pas seulement sur une interprétation adéquate de la Genèse, mais aussi sur les travaux de l'un des plus grands scientifiques et philosophes grecs. Au Moyen Âge, grâce aux travaux des philosophes et théologiens scolastiques, la philosophie d'Aristote avait été dûment incorporée à la vie intellectuelle de l'Église. Selon Aristote, tout dans la nature peut être compris en fonction de quatre causes: matérielle, efficiente, formelle et finale. Ces causes forment un tout indissociable pour expliquer le but et la nature de tout ce qui se trouve dans les corps vivants.

Le cadre Création-Providence a fortement influencé des hommes tels que Francis Bacon et Sir William Harvey. On attribue à Bacon le développement de la méthode scientifique, qui sert de base à toutes les recherches expérimentales contemporaines. Il a définitivement affirmé l'unité entre la vérité dans l'Écriture et la vérité dans le monde observable, préservant ainsi l'harmonie entre la théologie (la reine des sciences) et les sciences naturelles[141]. Ce cadre a sans aucun doute guidé aussi Harvey dans sa quête pour comprendre la circulation du sang dans le corps[142]. Il appliqua le principe selon lequel Dieu fait toutes choses dans un but, et qu'il y a une unité dans la diversité de ses desseins. Harvey en est finalement venu à comprendre la circulation du sang par analogie avec d'autres œuvres de la création et leur but[143]. Ces deux hommes ne furent pas les seuls à utiliser avec succès le cadre Création-Providence : c'est la vision du monde qui a inspiré nombre des plus grands esprits dans les sciences naturelles, dont Michael Faraday, James Joule, le bienheureux Nicolas Sténon, Carl Linné, George Washington Carver et James Clerk Maxwell.

Cependant, avec le déploiement de la philosophie cartésienne au cours du soi-disant Siècle des Lumières, le sujet des origines humaines fut, sans raison valable, retiré du domaine de la théologie et assigné à celui des sciences naturelles, ce qui a bientôt exigé de considérer l'humanité uniquement en termes de cause matérielles et de cause efficiente : ce qui peut être pesé, mesuré et quantifié. Ce fut vraiment tragique, car les biologistes modernes voient bien que la fonction découle de la forme, et ils admettent l'importance de comprendre la structure pour comprendre la fonction des êtres vivants et de leurs organes et systèmes d'organes. Cette constatation implique que *des formes spécifiques sont nécessaires à des fins spécifiques.* Pourtant, les biologistes contemporains, s'ils adhèrent entièrement à leur philosophie, doivent présumer que toutes ces formes fonctionnelles *n'ont pas de but* (c'est-à-dire qu'elles n'ont pas de cause finale). Cette philosophie ne peut pas être vraiment suivie jusqu'au bout, car même les biologistes matérialistes les plus engagés ne parviennent pas à éradiquer de leur langage l'idée d'une finalité.

141. Morris HM. Sir Francis Bacon. 16 Février 1998. https://answersingenesis.org/creation-scientists/profiles/sir-francis bacon/ Consulté le 18 Mai 2020.
142. Bergman J. The ends justify the means – The secret of science's success. *J Creation*, 2013 ; 27(1): 19-22.
143. *Ibid.*

En adoptant l'uniformitarisme* naturaliste, les adeptes de ce que nous pourrions appeler le «cadre évolutionniste» ne présument plus l'existence de formes et de fonctions stables dans toute la biosphère, mais supposent au contraire la présence de flux et de dysfonctionnements. Ces spécialistes des sciences naturelles imprégnés de matérialisme ne considèrent plus les plantes ou les animaux comme des totalités intégrées et créées, mais comme des assemblages de pièces, comme des machines, qui ont pu être bricolées petit à petit au cours de longues périodes de temps. De plus, l'assemblage de ces machines vivantes est considéré comme aléatoire et résultant d'erreurs génétiques (les mutations).

Ce cadre, qui a précédé Darwin et qui découle de la philosophie cartésienne du rationalisme, semble avoir été partagé par Edward Jenner et les autres pionniers de la vaccination. La présomption que, sans vaccination, le corps ne pourra pas faire face à l'attaque régulière des agents pathogènes dans son environnement (le corps est assemblé au hasard, et la raison humaine doit donc pouvoir «améliorer» sa conception et donc sa fonction) et l'idée que nous pourrions manipuler une partie seulement du système immunitaire sans produire d'éventuels effets involontaires dans le corps dans son ensemble (puisque le corps est un assemblage arbitraire de parties qui peuvent être ajustées individuellement et sans rejaillir sur tout le système) sont toutes deux en accord avec ce cadre évolutionniste.

La vaccination ne constitue pas la première tentative du naturalisme pour s'imposer à la médecine par le biais du paradigme appauvri qu'est l'évolutionnisme. La vision réductionniste des plantes et des animaux conduisit également à la conviction perverse que les organes ou les caractéristiques des plantes, des animaux ou des humains qui n'avaient apparemment aucune fonction étaient des «vestiges» inutiles d'une étape antérieure dans le long processus naturel d'évolution. Cela s'inscrit parfaitement dans

* NdT. L'uniformitarisme (ou encore actualisme) consiste à poser que «le présent est la clé du passé». La science devra donc se limiter à extrapoler à partir des phénomènes naturels constatés aujourd'hui. En pratique, l'uniformitarisme a pour effet d'exclure le concept de création et de devoir inventer une origine des êtres par transformation lente d'êtres préexistants au cours de longues durées.

le cadre des organes évolutifs et de l'idée réductionniste selon laquelle les corps sont des assemblages de parties déconnectées. Il en résultera plusieurs conséquences désastreuses.

À l'origine, les scientifiques évolutionnistes affirmaient que jusqu'à 180 organes du corps humain étaient vestigiaux[144]. Lorsque cette croyance aux «organes vestigiaux» est entrée dans le courant dominant de la formation scientifique et médicale, les chercheurs ont été de plus en plus enclins à présumer des fluctuations et des dysfonctionnements chez les plantes, les animaux et les humains qu'ils étudiaient. Pire encore, contrairement à Harvey, les chercheurs ont commencé à supposer que ce qu'ils ne comprenaient pas était le résultat du hasard. En l'absence d'un cadre comportant la cause finale, ils n'ont pas cherché un but ou une utilité pour ce qu'ils ne comprenaient pas. En conséquence, les recherches médicales et scientifiques se sont écartées de la vérité plénière sur l'humanité, et des pratiques dangereuses et inutiles ont été perpétuées. Il est important de donner un bref historique de cette idée de «désuétude», avec des exemples spécifiques montrant son impact sur le progrès médical, pour illustrer la profondeur et les conséquences de l'adoption du cadre évolutionniste comme base des interventions médicales.

Les amygdales : organes vestigiaux ou avant-garde du système immunitaire muqueux ?

Pendant de nombreuses décennies, les amygdales ont été classées comme organes vestigiaux et ont été systématiquement enlevées sans nécessité sur des millions de patients. Ce n'est que récemment que les médecins et les chercheurs ont été contraints de reconnaître que les amygdales font partie intégrante du système immunitaire humain[145] et que leur ablation revenait en fait

144. *The World's Most Famous Court Trial*, second reprint edition, Bryan College, Dayton, Tennessee, 1990, p. 228.
145. Seladi-Schulman J. Tonsils and Adenoids Overview. https://www.healthline.com/health/tonsils-and adenoids#function (Consulté le 4-22-20)

à priver les patients d'une partie de la première ligne de défense immunitaire qu'ils avaient reçue de Dieu. Les rapports des médecins durant les épidémies de polio du milieu du xxe siècle ont confirmé que les patients qui s'étaient fait enlever les amygdales étaient beaucoup plus susceptibles de souffrir de formes aggravées d'une maladie que ceux qui les avaient gardées[146]. En outre, des études sur le long terme ont démontré que les personnes qui n'ont pas subi l'ablation des amygdales étaient en meilleure santé au bout de trente ans que celles qui l'ont subie[147].

Il est raisonnable de conclure qu'une large proportion (et probablement la grande majorité) des dizaines de milliers de patients qui sont morts à la suite d'une amygdalectomie, ainsi que les centaines de milliers qui ont souffert de complications nécessitant une hospitalisation[148], n'auraient jamais dû être opérés du tout. Mais la présomption évolutionniste selon laquelle les amygdales étaient des organes désuets – qu'elles s'étaient développées selon des processus naturels aléatoires et qu'elles étaient inutiles dans le corps humain – comportait encore un autre danger. Elle a détourné l'attention des facteurs physiologiques et environnementaux responsables du gonflement des amygdales (ce qui par la suite entraînait une infection chronique ou une obstruction des voies respiratoires) et a imputé la responsabilité de ces troubles à un défaut présumé des amygdales « vestigiales » elles-mêmes.

L'adhésion à l'hypothèse évolutionniste a rendu plus difficile pour les chercheurs en médecine d'explorer la possibilité que le gonflement des amygdales, en lien avec le passage de l'air, résultât de problèmes d'alimentation, d'environnement et de mode de vie. Ces facteurs peuvent entraîner le sous-développement des structures osseuses qui abritent les amygdales ; donc l'obstruction des voies respiratoires peut ne pas être le signe d'un quelconque

146. *Time* magazine, « Tonsils & Bulbar Polio, » Monday, Apr. 12, 1954.
147. Van Staaji B, van den Akker FH, Rovers MM, Hordijk GJ, Hoes AW, Schilder AGM. Effectiveness of adenotonsillectomy in children with mild symptoms of throat infections or adenotonsillar hypertrophy: open, randomized controlled trial. *British Medical Journal*, 18 Sept. 2004: 329-651. doi:10.1136/bmj.38210.827917.7C
148. A study of complications from tonsillectomy in England and Scotland discovered a rate of 2-5 % in 2000-2001 http://www.entuk.org/audits/reporttonsillectomysurvey_pdf

dysfonctionnement des amygdales elles-mêmes. Le Dr Raymond Silkman, orthodontiste, fait remarquer que :

> « [...] les tissus mous du corps atteignent leur taille génétique, même si les structures osseuses ne le font pas. La peau, la langue, les amygdales et les tissus nasaux atteignent leur taille génétique, mais lorsque la nutrition fait défaut, les structures osseuses sont compromises. Ainsi, le visage aura un excès de peau et de musculature, la langue et les amygdales seront trop grandes pour la bouche [...] »[149]

De nos jours, la principale raison pour les centaines de milliers d'amygdalectomies pratiquées chaque année est l'obstruction des voies respiratoires[150]. Si le Dr Silkman a raison, ces amygdalectomies continueront à traiter le symptôme (l'hypertrophie des amygdales) plutôt que la cause (pollution environnementale, manque d'exercice et malnutrition), en ôtant de plus aux patients une partie d'un système immunitaire déjà affaibli. Cela non seulement expose le patient à des risques inutiles, mais aura probablement un impact négatif sur la capacité de l'organisme à traiter les facteurs qui ont causé le problème au départ.

Comme le présent document se concentre sur les mérites et les inconvénients scientifiques de la vaccination, un seul autre exemple suffira pour illustrer le rôle néfaste que l'acceptation quasi universelle de l'hypothèse évolutionniste a joué en empêchant une évaluation objective des bases scientifiques de la vaccination. Notre deuxième exemple concerne l'appendice humain.

L'Appendice : excroissance inutile ou organe vital du système immunitaire ?

Darwin soutenait que l'appendice était vestigial parce qu'il était petit par rapport au cæcum* des singes. Cette petite taille

149. Silkman R. Is it Mental or is it Dental? Cranial & Dental Impacts on Total Health. http://www.westonaprice.org/healthissues/facial-development.html ; consulté le 08 Mars 2009.
150. Mayo Clinic. Tonsillectomy. 2010 Nov 10. www.mayoclinic.org/tests-procedures/tonsillectomy/about/pac 20395141. Consulté le 14 Novembre 2020.

* Le cæcum est une petite poche reliée à la jonction de l'intestin grêle et du côlon.

était présentée comme la preuve qu'au cours de l'évolution de l'homme, le besoin du cæcum avait diminué au fur et à mesure que son alimentation avait changé ; le résultat était que le cæcum et l'appendice (ou appendice cæcal) étaient devenus plus petits chez l'homme par « désuétude »[151]. L'acceptation de l'hypothèse évolutionniste par la plupart des biologistes et des chercheurs en médecine a fait que la fonction réelle de l'appendice chez l'homme est restée inconnue pendant plus d'un siècle après la parution de *L'Origine des espèces*[152].

Cependant, dans les années 1960, des faits expérimentaux démontrèrent que l'appendice sert en fait de foyer pour des cellules productrices d'anticorps[153]. En 1976, la connaissance expérimentale de l'appendice « évolua » au point qu'un manuel médical sur la gastro-entérologie nota ce qui suit :

> En général, l'appendice n'est pas considéré comme ayant une fonction importante ; cependant, les données actuellement disponibles tendent à l'impliquer dans le mécanisme immunologique[154].

Des recherches plus approfondies ont démontré que l'appendice fait partie du système du tissu lymphoïde associé à l'intestin – en anglais G.A.L.T. (Gut Associated Lymphoid Tissue) – qui produit plusieurs types d'anticorps : les immunoglobulines IgA, qui aident à protéger le sang contre les infections provenant du contenu de l'intestin, et les immunoglobulines IgM et IgG, qui combattent les infections dans le sang[155]. En 1995, un manuel d'anatomie et de physiologie a déclaré catégoriquement que :

> La muqueuse et la sous-muqueuse de l'appendice sont caractérisées par des nodules lymphoïdes, et sa fonction première consiste à être un organe du système lymphatique[156].

---

151. Darwin C. *The Descent of Man*. 2nd ed. 1874, chap. 1, http://bibliotecadigital.puc-campinas.edu.br/services/e books/Charles %20Darwin-1.pdf (Consulté le 4-22-20).
152. Perkel A, Needleman MH: *Biology for All*. New York: Barnes and Noble, 1950, p. 129.
153. https://creation.com/the-human-vermiform-appendix (Consulté le 4-22-20)
154. McHardy G: chap. « The Appendix ». In: Bockus HL. (ed.): *Gastroenterology* 1976 ; 2: 1134-1148.
155. Glover JW. The human vermiform appendix. *Journal of Creation* (formerly TJ) 1998 Avril; 3(1):31–38 https://creation.com/the-human-vermiform-appendix Consulté le 22 Avril 2020.
156. Martini FH.: *Fundamentals of Anatomy and Physiology*. Englewood Cliffs, NJ: Prentice Hall, 1995, p. 916.

Il est maintenant reconnu que les nodules lymphoïdes apparaissent dans l'appendice environ deux semaines après la naissance, ce qui coïncide avec la colonisation de l'intestin par des bactéries[157]. Désormais nous savons également qu'il existe une interaction importante entre l'appendice et le microbiote, et que son impact sur la santé est beaucoup plus complexe qu'on ne le pensait au départ[158].

En dépit des preuves accablantes en faveur de la fonctionnalité de l'appendice, 150 ans après *L'Origine des espèces*, l'opinion péjorative que Darwin avait de cet organe continue d'être soutenue par des sources d'information respectées. Par exemple, en 2009, un visiteur de la page d'accueil «Science et Nature» de la *British Broadcasting Corporation* pouvait encore lire la description suivante concernant l'appendice:

> L'appendice n'a aucune fonction connue chez l'homme. Des preuves suggèrent que nos ancêtres dans l'évolution utilisaient leur appendice pour digérer des aliments durs comme l'écorce des arbres, mais nous n'utilisons plus le nôtre pour la digestion. Certains scientifiques pensent que l'appendice va disparaître du corps humain[159].

L'extraordinaire ignorance dans cette déclaration montre à quel point la foi dans l'hypothèse évolutionniste continue d'influencer les acteurs de l'information publique, même lorsque les faits contredisent leurs présupposés. Par ailleurs, cette déclaration reflète également à quel point la conception conventionnelle attribue la responsabilité des maladies de l'appendice à la nature «vestigiale» et déficiente de l'organe lui-même, sans même envisager la possibilité que ces maladies puissent être les symptômes de troubles plus profonds.

---

157. Glover JW. The human vermiform appendix. *Journal of Creation* (formerly TJ) 1998 Avril; 3(1):31–38 https://creation.com/the-human-vermiform-appendix Consulté le 22 Avril 2020.
158. Guinane CM, Tadrous A, Fouhy F, *et al.* Microbial composition of human appendices from patients following appendectomy. *mBio*. 2013;4(1):e00366-12. Published 2013 Jan 15. doi:10.1128/mBio.00366-12
159. British Broadcasting Corporation. Science and Nature Home Page, «Science: Human Body and Mind» http://www.bbc.co.uk/science/humanbody/body/factfiles/appendix/appendix.shtml Consulté le 11 December 2020.

En menant une étude approfondie des sociétés technologiquement peu avancées dans le monde entier, le Dr Weston Price a constaté que l'appendicite était pratiquement inexistante chez ceux qui conservaient leur régime alimentaire et leur mode de vie traditionnels. Le témoignage du Dr Romig, qui a vécu parmi les Esquimaux non modernisés de l'Alaska, est typique de cette étude :

> En trente-six ans de contact avec ces populations, il n'a jamais constaté de cas de maladie maligne chez les Esquimaux et les Indiens vraiment primitifs, bien que cela se produise fréquemment lorsqu'ils se modernisent. De même, il constata que les problèmes chirurgicaux aigus nécessitant une opération d'organes internes, tels que la vésicule biliaire, les reins, l'estomac et l'appendice, n'ont pas tendance à apparaître chez les primitifs mais deviennent des problèmes très courants chez les Esquimaux et les Indiens modernisés[160].

En imputant les maladies de l'appendice à la « condition déficiente » d'un « organe vestigial », le modèle évolutionniste a contribué à décourager les chercheurs de suivre l'approche traditionnelle dans les sciences naturelles et la recherche médicale occidentales. Cette approche recherchait les causes des maladies humaines dans le régime alimentaire, les habitudes ou l'environnement malsain de leurs patients, plutôt que dans un défaut intrinsèque du corps ou de ses parties. En imputant les maladies d'un appendice désuet à des facteurs évolutifs, des générations de scientifiques ont perdu leur motivation pour se demander pourquoi ces maladies n'existaient pas dans les sociétés non industrialisées et pour chercher à les prévenir par des changements constructifs dans l'alimentation et le mode de vie, plutôt qu'en traitant les symptômes de la maladie par une ablation chirurgicale. Cette idée qu'il existe des moyens alternatifs pour traiter les symptômes d'une maladie sera à nouveau abordée à la fin de cette étude, car elle joue un rôle important dans la prise de décision concernant la vaccination.

160. Price WA. *Nutrition and Physical Degeneration*, La Mesa, 2000, p. 91.
Pour plus d'informations sur cette hypothèse, voir : Burkitt DP. The Aetiology of Appendicitis. *British Journal of Surgery*, 1971 ; 58(9) 695-699.

L'aveuglement flagrant d'une médecine fondée sur l'évolution

L'approche de la médecine dominante par rapport aux amygdales et à l'appendice suffit à démontrer que de brillants scientifiques et chercheurs en médecine s'égarent lorsqu'ils adoptent le cadre évolutionniste naturaliste. Ce cadre est la raison principale pour laquelle des générations de chercheurs n'ont pas réussi à étudier le rôle vital des amygdales ni de l'appendice dans le système immunitaire. La tendance mondiale actuelle à rechercher un vaccin pour chaque maladie contagieuse – tout en affaiblissant la force et l'intégrité globales du système immunitaire du corps par l'introduction directe d'agents pathogènes et de toxines dans la circulation sanguine – représente une intensification de l'application des erreurs de ce cadre au traitement des maladies. La falsification du mythe des organes vestigiaux et de leur rôle dans la pathologie devrait servir d'avertissement pour que soit réexaminée la promotion mondiale de la vaccination en tant que clé pour l'éradication des maladies. Elle devrait également inspirer un retour au cadre Création-Providence de saint Albert le Grand, Sir William Harvey, et des grands chercheurs scientifiques et médicaux de la période précédant les Lumières.

En gardant ce cadre à l'esprit, nous reviendrons maintenant à l'examen des vaccins et à une évaluation approfondie de leur sécurité comme des questions morales et éthiques qui accompagnent la politique de vaccination actuelle.

La sécurité des vaccins

Malgré l'énorme quantité d'argent investie dans l'étude des vaccins, il existe peu d'études expérimentales et pratiquement aucun essai clinique randomisé documentant l'effet sur la mortalité de l'un quelconque des vaccins existants.

Les auteurs de l'étude ASIA[161]

Même si les vaccins ne sont ni naturels, ni globalement efficaces, ni fondés sur les sains principes de la science basique, la plupart des vaccins s'accompagnent d'une réduction modérée et à court terme de la maladie qu'ils sont destinés à prévenir. Par conséquent, on pourrait raisonnablement plaider en faveur de la poursuite d'une sorte de politique de vaccination de masse si les vaccins étaient au moins manifestement sûrs. Toutefois, il est prouvé que les vaccins individuels – en particulier le DTaP (diphtérie, tétanos et coqueluche), le HPV et le vaccin contre la grippe – entraînent des taux inacceptables d'effets indésirables, dont certains sont graves, voire mortels. Une foule de questions ont également été soulevées sur les différents ingrédients des vaccins – allant des métaux lourds aux détergents en passant par les contaminants de tissus fœtaux avortés – ce qui jette un doute supplémentaire sur la sécurité de certains vaccins. Le processus de vaccination lui-même a été mis en cause comme étant potentiellement (ou même probablement) nocif, car il est capable d'induire des réactions aberrantes du système immunitaire comme les maladies auto-immunes et les allergies. Chacune de ces préoccupations suffirait à elle seule à déclencher l'alarme,

161. Perricone C, Colafrancesco S, *et al.* Autoimmune/inflammatory syndrome induced by adjuvants (ASIA) 2013: Unveiling the pathogenic, clinical and diagnostic aspects. *Journal of Autoimmunity*, 2013 ; 47: 1-16. http://dx.doi.org/10.1016/j.jaut.2013.10.004

mais lorsqu'elles sont combinées, on peut facilement affirmer que le risque de préjudice lié à la vaccination est inacceptablement élevé. Ce chapitre traitera de tous ces cas spécifiques concernant la sécurité des vaccins et abordera également les problèmes qui résultent, à l'échelle d'une population, d'une vaccination de masse obligatoire. Ces problèmes comprennent l'apparition de nouvelles souches d'agents pathogènes ainsi que le remplacement des maladies infectieuses par des maladies chroniques.

Les contre-indications aux vaccins

Bien qu'ils soient souvent cités comme garantissant amplement que les vaccins sont à la fois sûrs et efficaces, les *Centers for Disease Control and Prevention* (CDC)* donnent une longue liste de circonstances qui font déconseiller aux individus de recevoir chacun des vaccins autorisés. Le tableau ci-dessous énumère ces conditions, appelées contre-indications, pour tous les vaccins actuellement recommandés par les CDC depuis la naissance jusqu'à 18 ans. Les contre-indications certaines sont des conditions qui devraient absolument empêcher un individu de se faire vacciner, car il pourrait potentiellement mettre en risque sa vie si ces conditions étaient réunies; les contre-indications possibles sont des conditions qui justifient une prudence supplémentaire mais qui peuvent ne pas être aussi graves que les contre-indications certaines (bien qu'elles puissent encore être liées à des effets indésirables). Une allergie potentiellement mortelle à l'un des

* Selon MedicineNet (https://www.medicinenet.com/script/main/art.asp?articlekey=2655), le CDC est «l'agence américaine chargée de suivre et d'étudier les tendances en matière de santé publique. Faisant partie des services de santé publique (PHS) du Département de la santé et des services sociaux (HHS), le CDC est basé à Atlanta, en Géorgie. Il publie des informations sanitaires essentielles, notamment des données hebdomadaires sur tous les décès et maladies signalés aux États-Unis et des conseils de santé aux voyageurs. Le CDC met également en place des équipes spéciales de réaction rapide pour enrayer les maladies épidémiques». Selon la feuille de mission du CDC, celui-ci «travaille 24 heures sur 24 et 7 jours sur 7 pour protéger l'Amérique contre les menaces à la santé, à la sûreté et à la sécurité, tant à l'étranger qu'aux États-Unis. Que les maladies commencent chez nous ou à l'étranger, qu'elles soient chroniques ou aiguës, guérissables ou évitables, qu'il s'agisse d'une erreur humaine ou d'une attaque délibérée, le CDC lutte contre les maladies et aide les communautés et les citoyens à faire de même». En raison de la nature et du statut de cette organisation, de nombreuses personnes accordent une grande confiance aux déclarations de l'agence sur les questions médicales.

composants du vaccin est une contre-indication certaine pour tout vaccin; les vaccins ne doivent jamais être administrés aux personnes qui souffrent de telles allergies.

Tableau 2 : Contre-indications aux vaccins[162]

Vaccin	Contre-indications certaines	Contre-indications possibles
Hépatite B (à la naissance)[163]	Réaction potentiellement fatale au vaccin contre l'Hépatite A	– Toute maladie
Rotavirus (2 mois)	– Réaction allergique potentiellement fatale à une précédente dose de vaccin – Trouble immunodéficitaire combiné grave (SCID) – Intussusception (sorte d'obstruction de l'intestin)	– VIH/SIDA – Cancer – La prise de médicaments qui affectent le système immunitaire
Diphtérie (2 mois)	– Réaction sérieuse à tout vaccin contre la diphtérie, la coqueluche ou le tétanos	– Convulsions – Tout autre trouble neurologique – Douleur ou gonflement grave après un vaccin contre la diphtérie – La coqueluche ou le tétanos, Syndrome de Guillain-Barré
Tétanos (2 mois)	– Réaction sérieuse à une vaccination antérieure (diphtérie, coqueluche ou tétanos)	– Convulsions – Tout autre trouble neurologique – Douleur ou gonflement grave après un vaccin contre la diphtérie – La coqueluche ou le tétanos, Syndrome de Guillain-Barré

162. Toutes les informations sont extraites des pages consacrées aux vaccins sur Vaccine. Gov (U.S. Department of Health & Human Services): https://www.vaccines.gov/diseases Consulté le 11 Septembre 2019.
163. Tous les âges indiqués dans le tableau sont tirés du tableau 1 des *Centers for Disease Control.* Calendrier de vaccination recommandé pour les enfants et les adolescents âgés de 18 ans ou moins, États-Unis, 2019.
https://www.cdc.gov/vaccines/schedules/hcp/imz/child-adolescent.html. Consulté le 11 septembre 2019.

Vaccin	Contre-indications certaines	Contre-indications possibles
Coqueluche (2 mois)	– Réaction sérieuse à une vaccination antérieure (diphtérie, coqueluche ou tétanos)	– Convulsions – Tout autre trouble neurologique – Douleur ou gonflement grave après un vaccin contre la diphtérie – La coqueluche ou le tétanos, Syndrome de Guillain-Barré
Haemophilus influenzae B (HiB) (avant 2 mois)	– Réaction allergique potentiellement fatale à une précédente dose de vaccin – Allergie sérieuse à l'un quelconque des composants du vaccin – Enfant de moins de 6 semaines	
Pneumocoque (2 mois)	– Réaction allergique potentiellement fatale à une précédente dose de vaccin	– Allergie sérieuses de toutes sortes
Polio (2 mois)	– Réaction allergique potentiellement fatale à une précédente dose de vaccin – Allergies sérieuses de toutes sortes	– Enfant de moins de 6 semaines – Toute allergie sérieuse – Grossesse
Grippe (IM) (6 mois)	– Allergie à la gélatine ou à la néomycine – Âge inférieur à 6 mois	– Syndrome de Guillain-Barré – Une maladie quelconque
ROR (rougeole, oreillons, rubéole) (12 mois)	– Réaction allergique potentiellement fatale à une précédente dose de vaccin – Grossesse	– HIV/AIDS – Cancer – Faible niveau de plaquettes – Prise de médicament affectant le système immunitaire – Autre vaccin à recevoir dans les jours qui suivent – Transfusion sanguine récente

Comme le montre cette liste, même le CDC reconnaît de nombreux cas documentés où les vaccins ne sont pas sûrs. Pourtant, les personnes ne font généralement pas l'objet d'un dépistage de ces conditions avant la vaccination, et certains États ont même récemment adopté des lois qui rendent difficile l'obtention d'exemptions médicales à la vaccination, même pour ceux qui en ont vraiment besoin[164]. Il convient de souligner que le ministère américain de la santé et des services sociaux recommande de ne pas recevoir un vaccin dans tous les cas où la personne a une réaction allergique grave aux ingrédients actifs ou inactifs du vaccin, ou à tout vaccin contre un agent pathogène similaire ; *pourtant, le CDC recommande que tous les enfants reçoivent la majorité de ces vaccins avant qu'il ne soit possible de déterminer s'ils ont des allergies.* Cette politique conduit à une situation dans laquelle il est impossible de savoir si la plupart des individus présentent des contre-indications à la vaccination avant qu'il ne soit trop tard et qu'ils aient eu une réaction indésirable à un ou plusieurs composants du vaccin.

Il est également important de noter que de nombreux vaccins ont « toute maladie » comme contre-indication. Dans les situations où les réglementations ont rendu les vaccins inévitables, comme dans le cas du personnel militaire ou des employés des hôpitaux, il est important de savoir que même les maladies légères, comme les petits rhumes, devraient être un motif pour reporter le rendez-vous pour la vaccination.

Échanger une maladie pour une autre : les réactions indésirables aux vaccins

En 2011, un arrêt de la Cour suprême des États-Unis (Bruesewitz v. Wyeth) a statué que les vaccins sont considérés comme des produits « inévitablement dangereux »[165]. Ce terme désigne tout

164. CalMatters. « Five things to know now about California's new vaccine law. » 15 Septembre 2019. https://calmatters.org/health/2019/09/california-new-law-vaccination-medical-exemption/ Consulté le 28 Octobre 2019.

165. Supreme Court of the United States. Russell Bruesewitz, *et al.* v. Wyeth LLC, Wyeth, Inc, Wyeth Laboratories, *et al.* 22 Février 2011. https://www.law.cornell.edu/supct/html/09-152.ZD.html Consulté le 18 Mai 2020.

produit qui «dans l'état actuel des connaissances humaines, est tout à fait incapable d'être rendu sûr pour son utilisation prévue et ordinaire»[166]. Ainsi, *les fabricants de vaccins sont exonérés de toute responsabilité* dans le cas où une invalidité ou un décès résulterait de l'utilisation de leur produit. Bien que l'expression «inévitablement dangereux» soit une dénomination juridique plutôt que scientifique, la liste des possibles effets secondaires indésirables des vaccins est longue et comprend des événements gravement débilitants et susceptibles de mettre la vie en danger.

Malheureusement, nombre de ces réactions et effets secondaires sont rejetés d'emblée comme n'étant pas en relation avec le vaccin*. Les parents racontent que lorsqu'ils évoquent la possibilité d'un lien entre un vaccin et l'apparition de nouveaux et graves changements chez leur enfant, souvent on leur dit tout de suite qu'il n'y a pas de lien, parfois avant même qu'ils ne puissent formuler la question**. Cependant, comme les parents sont généralement les mieux placés pour juger des changements dans le comportement habituel de leurs enfants, et qu'ils sont probablement très sensibles à la nature et à la date de ces changements, il semble absurde de rejeter d'emblée leur avis que leur enfant progressait normalement jusqu'au moment précis d'une vaccination récente.

Il existe un système national de signalement des réactions aux vaccins, mais il présente des limites importantes. Le site web du *Vaccine Adverse Events Reporting System*, ou VAERS, déclare permettre aux médecins, aux parents ou aux patients eux-mêmes de signaler tout «événement indésirable cliniquement important»

166. *Ibid.*

* Seuls 0,4 % des effets indésirables graves signalés par les patients lors des essais cliniques du vaccin Gardasil® ont été reconnus comme liés au vaccin. 99,6 % des réactions ont été jugées non pertinentes et n'ont donc pas affecté la conclusion de l'étude. Ce n'est là qu'un exemple parmi tant d'autres de la manière dont les partisans du vaccin ignorent les preuves significatives de la nocivité du vaccin. (Moskowitz, 2017, p 32)

** Les lecteurs sont encouragés à visionner les documentaires *The Greater Good*, *Vaxxed* et *Vaxxed II*, qui donnent de nombreux exemples de ce phénomène. *Vaxxed* dispose également d'une chaîne YouTube où de nombreux autres parents ont été interviewés et ont partagé leur histoire.

survenu après une vaccination[167]. Comme les données sont auto-déclarées, on estime que seulement 1 à 10 % des réactions indésirables aux vaccins sont effectivement soumises au VAERS[168]. Ce seul fait rendrait difficile l'utilisation des données du VAERS pour déterminer quoi que ce soit d'important sur la sécurité des vaccins, mais la situation est rendue encore plus compliquée par le fait que bon nombre des affections qui pourraient être causées par les vaccins (comme l'autisme, les troubles auto-immuns, les allergies, le TDAH* et d'autres maladies chroniques, comme le diabète, le paludisme, la tuberculose et le paludisme) peuvent ne pas suivre immédiatement le moment de la vaccination, et il est donc peu probable qu'ils soient signalés au système. Nombreux sont ceux qui soulignent également que, puisque le VAERS ne permet pas de déterminer si l'événement indésirable était ou non lié au vaccin, il n'est guère utile d'utiliser de telles statistiques ; certains vont même jusqu'à suggérer que les rapports sans lien causal compensent les événements non signalés de telle sorte que l'incidence des effets secondaires graves (tels que l'invalidité ou le décès) est aussi faible que ce que l'on pourrait recueillir à partir des données brutes du VAERS[169]. Cependant, certains partisans du vaccin considèrent également le VAERS comme un outil important pour les données de sécurité post-homologation, allant même jusqu'à dire qu'il est « essentiel de déterminer si les profils de sécurité établis dans les études de pré-homologation se reflètent pendant l'utilisation dans la population générale, et de détecter des événements indésirables rares ou non reconnus auparavant »[170].

Le Dr Robert Sears cite une étude réalisée par le CDC entre 1991 et 2001 sur les données du VAERS qui fait état d'une incidence de réactions indésirables graves (que le CDC définit comme « un séjour prolongé à l'hôpital, une maladie grave mettant la vie en danger,

167. VAERS. « Frequently Asked Questions. » https://vaers.hhs.gov/faq.html Consulté le 28 Octobre 2019.
168. Vernon LF. How Silencing of Dissent in Science Impacts Woman. The Gardasil® Story. *Advances in Sexual Medicine*, 2017 ; 7: 179-204. *Voir aussi :* références 92-94 dans le même article.
169. Sears RW. *The Vaccine Book*. New York: Little, Brown and Company, 2011, p. 191-193.
170. Roush SW, Murphy TV, *et al.* Historical Comparisons of Morbidity and Mortality for Vaccine-Preventable Diseases in the United States. *JAMA*, 2007 Nov 14; 298(18): 2155-2163.

* Trouble du déficit de l'attention avec ou sans hyperactivité.

une invalidité permanente ou un décès»), soit environ un événement indésirable grave pour 100 000 doses de vaccin. Cependant, ces données datent maintenant de près de 20 ans, et dans la décennie qui a suivi la publication des données, le calendrier de vaccination a doublé et les rapports du VAERS ont été multipliés un peu plus de deux fois[171]. De plus, cette statistique ne donne pas une image précise du risque global par personne, puisque chaque personne reçoit sensiblement plus d'une dose de vaccin au cours de sa vie*.

Le Dr Sears décompose ce risque selon plusieurs critères, mais son évaluation du risque pour les nourrissons est particulièrement intéressante. En prenant comme estimation approximative qu'environ la moitié des doses de vaccin sont administrées à des nourrissons de moins de deux ans, il estime également qu'environ la moitié des effets indésirables se produisent dans cette population. En utilisant ensuite le nombre moyen de nourrissons nés chaque année aux États-Unis, il estime le risque de réactions indésirables à la vaccination à 1 sur 5 300 nourrissons[172]. Si l'on ajuste ce chiffre pour refléter le taux estimé de notification des réactions indésirables réelles au système VAERS, l'incidence est probablement plus proche de 1 sur 530 à 1 sur 53 nourrissons qui subissent une réaction indésirable grave à une vaccination. Si ces chiffres sont exacts, ne fût-ce qu'approximativement, cela suggérerait que les risques à la vaccination d'un nourrisson dépassent de loin tout bénéfice éventuel.

Bien que les estimations du Dr Sears soient très approximatives et ne tiennent pas compte des réactions indésirables signalées au VAERS qui pourraient ne pas être causées par les vaccins (ce qui réduirait l'incidence des événements indésirables), elles ne tiennent pas compte non plus du lien possible qui vient d'être mentionné entre les vaccins et les troubles à long terme

171. Sears RW. *The Vaccine Book*. New York: Little, Brown and Company, 2011, p. 191-193.
172. *Ibid.*, p. 192.

* Le calendrier des CDC énumère 33 doses de vaccins recommandées pour les enfants jusqu'à 18 ans (sans compter le vaccin annuel contre la grippe), mais comme beaucoup de ces vaccins sont polyvalents, ce chiffre est quelque peu trompeur. Si vous considérez chacun des composants du vaccin comme une dose distincte, le nombre se rapproche de 49, plus 17 doses supplémentaires du vaccin annuel contre la grippe, pour arriver à un total d'au moins 66 doses de vaccins.

et apparaissant progressivement comme l'auto-immunité et les allergies (ce qui aggraverait probablement le problème). Ces deux cas de maladies liées aux vaccins méritent un examen plus approfondi, qui sera entrepris dans les deux sections suivantes.

Échanger une maladie pour une autre : les maladies auto-immunes

Comme expliqué précédemment, la fonction clé du système immunitaire consiste à distinguer ce qui est « soi » de ce qui est « non soi » et d'éliminer ce dernier du corps. Pour ce faire, l'ensemble des cellules et des organes qui travaillent de concert forme une machine de guerre précise et efficace. Lorsque le système immunitaire de l'organisme se déclenche contre un composant du corps lui-même, cela conduit au développement d'une maladie auto-immune. Par ailleurs, une allergie peut se développer quand le système immunitaire de l'organisme attaque un agent environnemental inoffensif. Ces deux processus peuvent résulter de la vaccination – car la vaccination est, par sa nature même, l'activation artificielle d'une réponse immunitaire intense et il a été prouvé que cette réponse est une réaction croisée[173]. Cette réactivité croisée signifie que l'organisme peut être sensibilisé à plusieurs « antigènes » provenant d'un seul vaccin, et cela peut inclure des parties de ses propres tissus, des ajouts inoffensifs au vaccin comme les protéines d'œuf, ou même des aliments consommés peu auparavant.

Il existe des arguments extrêmement convaincants en faveur de l'idée que les vaccins peuvent déclencher des maladies auto-immunes chez les personnes sensibles[174]. On pense que cela se produit notamment à cause de l'exposition aux adjuvants à l'aluminium présents dans les vaccins sous-unitaires (ainsi que dans certains vaccins inactivés), ce qui a conduit les chercheurs à décrire certaines maladies auto-immunes comme un « syndrome

173. Benn CS, Netea MG, Selin LK, Peter A. A small jab – a big effect: nonspecific immunomodulation by vaccines. *Trends in Immunology*, 2013 Mai 14. http://dx.doi.org/10.1016/j.it.2013.04.004
174. Miller NZ. *Miller's Review of Critical Vaccine Studies*. Santa Fe: New Atlantean Press, 2016. References 35-36, 39-46, 54-61, 154-159, 163, 175, 201, 205-211, 244-274.

auto-immun/inflammatoire induit par les adjuvants» (ASIA, en anglais)[175]. Le corps dispose d'un processus naturel de «dépistage» des cellules immunitaires afin d'éliminer les cellules auto-réactives, et ce processus élimine presque toutes les cellules qui attaqueraient l'organisme lui-même[176]. Toutefois, l'introduction d'un adjuvant, en même temps que le composant actif du vaccin, crée des conditions immunologiques anormales en activant sélectivement et en sur-stimulant à l'excès certains composants du système immunitaire, ce qui peut faire passer certaines cellules auto-réactives à travers les mailles du filet du processus de dépistage.

Cette situation n'est pas un scénario hypothétique. Des études sur les animaux ont montré que l'activation immunitaire accrue qui est produite par un adjuvant vaccinal provoque effectivement l'activation de certaines cellules immunitaires auto-réactives[177]. L'activation elle-même est temporaire, courante et souvent rapidement corrigée par le système immunitaire. Cependant, comme les auto-antigènes ne sont pas éliminés de l'organisme comme le sont les antigènes normaux, si on laisse une cellule auto-réactive se répliquer, l'activation se transforme rapidement en maladie*. L'inflammation chronique dans les tissus affectés crée une boucle de rétroaction positive qui accentue la pathologie de la maladie en libérant davantage d'auto-antigènes à mesure que les tissus continuent d'être endommagés et aussi en recrutant davantage de cellules immunitaires innées sur le site de l'inflammation[178]. Il est particulièrement important de noter que la grande majorité, sinon la totalité, des maladies auto-immunes sont gérées par des anticorps – qui sont précisément ces mêmes

175. Shoenfeld Y, Agmon-Levin N. 'ASIA' – Autoimmune/inflammatory syndrome induced by adjuvants. *Journal of Autoimmunity*, 2011 Février; 36(1): 4-8.
176. Murphy K, Travers P, and Walport M. *Janeway's Immunobiology*. New York and London: Garland Science, Taylor & Francis Group, 2008, p. 258.
177. Shoenfeld Y, Agmon-Levin N. 'ASIA' – Autoimmune/inflammatory syndrome induced by adjuvants. *Journal of Autoimmunity*, 2011 Février; 36(1): 4-8.
178. Murphy K, Travers P, and Walport M. *Janeway's Immunobiology, 9th Ed*. New York and London: Garland Science, Taylor & Francis Group, 2017, p. 657-659.

* Pour les lecteurs qui souhaitent une explication plus approfondie que celle qui est fournie ici pour le mécanisme possible d'apparition des troubles auto-immuns post-vaccinaux: Perricone C, Colafrancesco S, *et al.* Autoimmune/inflammatory syndrome induced by adjuvants (ASIA) 2013: Unveiling the pathogenic, clinical and diagnostic aspects. *Journal of Autoimmunity*, 47 (2013) 1-16. http://dx.doi.org/10.1016/j.jaut.2013.10.004

agents immunitaires que la vaccination cherche à induire dans une mesure excessive. En effet, les anticorps auto-réactifs ont été le test décisif pour diagnostiquer les maladies auto-immunes dès qu'on commença à pouvoir le faire[179].

Ces troubles se développent sur de longues périodes et la chronologie de leur évolution peut être difficile à caractériser. Nous savons encore relativement peu de choses sur les raisons pour lesquelles des réactions prolongées se produisent chez certains individus, au lieu d'une activation à court terme rapidement évacuée du corps, bien qu'il soit possible qu'une certaine composante génétique soit impliquée. Il peut être très difficile d'établir scientifiquement un lien de cause à effet concernant les maladies auto-immunes chroniques, et les fabricants de vaccins et de nombreux chercheurs sont généralement réticents pour reconnaître l'existence d'un lien entre les vaccins et l'auto-immunité. Cette réserve se manifeste malgré le fait qu'un mécanisme primaire d'auto-réactivité sous-jacent a été mis en relation causale avec les vaccins et que presque tous les types de vaccins ont été impliqués dans l'apparition de maladies auto-immunes au cours d'études de cas bien établies[180].

Échanger une maladie pour une autre : les allergies

Les allergies se caractérisent par une activation inappropriée du système immunitaire en présence d'un antigène inoffensif[181]. À l'exception de la dermatite de contact (une éruption allergique caractéristique qui se développe après une exposition à un déclencheur comme l'herbe à puce), la majorité des réactions allergiques sont médiées par des anticorps. Une fois qu'un individu a été « sensibilisé » à une très faible dose de certains antigènes

179. Johns Hopkins University. Definition of Autoimmunity & Autoimmune Disease. https://pathology.jhu.edu/autoimmune/definitions/ Consulté le 18 Mai 2020.

180. Perricone C, Colafrancesco S, *et al.* Autoimmune/inflammatory syndrome induced by adjuvants (ASIA) 2013: Unveiling the pathogenic, clinical and diagnostic aspects. *Journal of Autoimmunity*, 47 (2013) 1-16. http://dx.doi.org/10.1016/j.jaut.2013.10.004

181. Murphy K, Travers P, and Walport M. *Janeway's Immunobiology, 9th Ed.* New York and London: Garland Science, Taylor & Francis Group, 2017, p. 32-33.

(poussière, pollen, arachides, ou l'un des nombreux allergènes courants), son corps réagit en produisant de grandes quantités d'anticorps chaque fois qu'il y a une exposition secondaire à l'allergène, et en mobilisant d'autres cellules immunitaires (mastocytes et basophiles) qui déclenchent la réponse immunologique complète caractéristique d'une réaction allergique[182].

Les adjuvants à l'aluminium sont ici encore le candidat principal derrière un mécanisme biologique permettant d'expliquer comment l'exposition au vaccin pourrait induire des allergies. La mission de l'adjuvant est d'augmenter la réponse immunitaire à un antigène affaibli; il n'est donc pas absurde de penser que, si la personne vaccinée est exposée à un antigène inoffensif à un moment où l'adjuvant circule facilement dans son système circulatoire, la présence de l'adjuvant pourrait amener une réponse à l'allergène potentiel aussi bien qu'aux composants du vaccin.

Non seulement ce mécanisme est plausible, mais un certain nombre d'études ont fait état de résultats statistiquement significatifs associant des vaccins avec le développement de maladies allergiques, dont les suivants:

- Les vaccins ROR et DTC sont associés au développement de l'asthme et de l'eczéma[183].
- Les vaccins contre la coqueluche sont associés à l'asthme, au rhume des foins et aux allergies alimentaires[184].
- Sur un échantillon de 1 265 enfants en Nouvelle-Zélande qui ont reçu les vaccins DTC et antipolio, 30 % ont dû se rendre chez un médecin pour une maladie allergique[185].
- Retarder la vaccination contre la coqueluche réduit le risque de développer de l'asthme[186].

---

182. *Ibid.*, p. 555-556.
183. McKeever TM, Lewis SA, *et al.* Vaccination and allergic disease: a birth cohort study. *Am J Public Health* Juin 2004; 94(6): 985-89.
184. Bernsen RM, Nagelkerke NJ, *et al.* Reported pertussis infection and risk of atopy in 8- to 12-year-old vaccinated and non-vaccinated children. *Pediatr Allergy Immunol* Février 2008; 19(1): 46-52.
185. Kemp T, Pearce N, *et al.* Is infant immunization a risk factor for childhood asthma or allergy? *Epidemiology* 1997 Nov; 8(6) 678-680.
186. McDonald KL, Hu1 SI, *et al.* Delay in diphtheria, pertussis, tetanus vaccination is associated with a reduced risk of childhood asthma. *J Allergy Clin Immunol* Mars 2008; 121(3): 626-31.

- Retarder la vaccination contre la coqueluche, la rougeole, les oreillons et la rubéole ou la tuberculose réduit le risque de développer le rhume des foins[187].

Bien qu'une corrélation n'implique pas nécessairement un lien de causalité, ces associations devraient faire réfléchir ceux qui affirment qu'il n'y a pas de lien entre les vaccins et les allergies. En outre, le fait que l'anaphylaxie (la réaction allergique la plus grave et la plus potentiellement fatale) soit un événement indésirable à déclaration obligatoire reconnu par VAERS* fournit davantage de preuves que les vaccins sont des coupables biologiquement plausibles dans l'induction de réactions allergiques[188].

Vaccins et autisme : Lien ou pas ?

Aucun ouvrage sur la vaccination ne peut rester muet sur le lien évoqué entre les vaccins et l'autisme. On attribue généralement au Dr Andrew Wakefield le mérite d'avoir fait cette première affirmation en 1998, après avoir examiné huit enfants qui présentaient des problèmes gastro-intestinaux et des retards de développement compatibles avec l'autisme[189]. Ces symptômes avaient un lien temporel avec la réception d'un vaccin contre la rougeole, les oreillons et la rubéole (ROR), et bien que le Dr Wakefield soit rapidement devenu objet de controverse, la déclaration la plus forte qu'il faisait dans son article était extrêmement réservée. Tout ce qu'il suggérait, c'était d'examiner la possibilité d'un lien entre le vaccin ROR et l'autisme :

> Nous n'avons pas prouvé l'existence d'un lien entre le vaccin contre la rougeole, les oreillons et la rubéole et le syndrome décrit [l'autisme].

187. Brmner SA, Carey IM, *et al.* Timing of routine immunization and subsequent hay fever risk. *Arch Dis Child 2005*; 90 : 567-573.
188. Moskowitz, Richard MD. *Vaccines: A Reappraisal.* New York: Skyhorse Publishing, 2017, p. 127-129.
189. Wakefield AJ, *et al.* Ileal Lymphoid-Nodular Hyperplasia, Non-Specific Colitis, and Pervasive Development Disorder in Children. *Lancet*, 1998; 351(673), Retracted.

* En tant que conséquence possible des vaccins contre le tétanos, la coqueluche, le ROR, la polio et l'hépatite B.

> Des études virologiques sont en cours qui pourraient aider à clarifier cette question[190].
>
> S'il existe un lien de cause à effet entre le vaccin contre la rougeole, les oreillons et la rubéole et ce syndrome, on peut s'attendre à une augmentation de son incidence après l'introduction de ce vaccin au Royaume-Uni en 1988. Les données publiées sont insuffisantes pour montrer s'il y a un changement dans l'incidence ou un lien avec le vaccin contre la rougeole, les oreillons et la rubéole[191].

Lors d'un témoignage ultérieur exposé devant une commission du Congrès, il n'a pas émis de proposition plus sujette à polémique que de suggérer d'administrer séparément les composants du vaccin contre la rougeole, les oreillons et la rubéole[192]. Malgré le caractère raisonnable de ses déclarations, il a très vite fait l'objet d'enquêtes et d'attaques personnelles. En 2004, le *Lancet* a rétracté son article de 1998, et sa licence médicale a été révoquée en 2010[193]. Alors qu'un certain nombre de critiques ont été formulées concernant la validité de ses données, la seule raison avancée par le *Lancet* pour la rétractation de l'article était un conflit d'intérêt non divulgué avec une entité appelée *Legal Aid* (de laquelle le Dr Wakefield avait reçu une compensation pour son travail avec les huit premiers enfants de l'étude)[194]. À ce jour, personne n'a réellement invalidé son étude originale, et ses conclusions ont même été confirmées par de multiples autres études[195, 196, 197, 198].

Bien qu'un certain nombre d'articles aient été publiés par la suite, suggérant qu'il n'y avait aucun lien entre le ROR et l'autisme,

190. *Ibid.*
191. *Ibid.*
192. Moskowitz, Richard MD. *Vaccines: A Reappraisal*. New York: Skyhorse Publishing, 2017, p. 91.
193. *Ibid.*, p. 93.
194. *Ibid.*, p. 92.
195. *Ibid.*, p. 94 (référence 29). Cette validation comprend à la fois ses travaux sur la relation entre les anomalies intestinales et le développement de l'autisme, qui a fait l'objet du document rétracté, ainsi que la confirmation de ses soupçons quant à l'existence d'un lien avec le vaccin ROR.
196. Horvath K, *et al.* Gastrointestinal Abnormalities in Children with Autistic Disorder. *Journal of Pediatrics* 135:559, 1999; Ashwood P *et al.* Intestinal Lymphocyte Populations in Children with Regressive Autism. *Journal of Clinical Immunology*, 2003; 23(503).
197. Singh V and Jensen R. Elevated Measles Antibodies in Children with Autism. *Pediatric Neurology* 2003, 28(1).
198. Galiastatos P, *et al.* Autistic Enterocolitis: Fact or Fiction? *Canadian Journal of Gastroenterology* 2009; 23(95).

la principale enquête du CDC sur le sujet[199] a été impliquée dans une fraude scientifique à grande échelle. Cela fut révélé en 2014[200], dix ans après la publication de l'article original, lorsque William Thompson, le principal responsable scientifique et le quatrième auteur de l'article, a révélé des informations sur la manipulation des données. Le retrait de la moitié des sujets de l'étude prévue éliminait effectivement un lien statistiquement significatif entre le ROR et une incidence accrue de l'autisme chez les Afro-Américains, avec une incidence encore plus élevée chez les afro-américains de sexe masculin[201]. Le lien était encore plus significatif pendant la période recommandée sur le calendrier de vaccination du CDC (15-18 mois). Thompson a affirmé que le CDC s'était écarté de son plan d'analyse initial, avait omis des données, reformaté des données pour en diminuer l'importance statistique, détruit des documents et fait obstruction à la justice[202]. Alors que le CDC prétend que ces allégations sont fausses, Thompson n'aurait guère intérêt à présenter de telles informations si elles n'étaient pas vraies, surtout après avoir observé la tempête qui a accompagné les données de Wakefield.

En 2013, le CDC publia une autre étude qui évaluait l'exposition aux antigènes des vaccins chez les enfants avec et sans autisme, et constata qu'il n'y avait pas de différence statistiquement significative[203]. Cela amena l'organisation à conclure sans hésitation sur son site web que «les ingrédients des vaccins ne provoquent pas l'autisme»[204]. Toutefois, cet argument ignore complètement

---

199. DeStefano F, Bhasin TK, Thompson WW, Yeargin-Allsopp M, Boyle C. Age at First Measles-Mumps-Rubella Vaccination in Children with Autism and School-Matched Control Subjects: A Population-Based Study in
Metropolitan Atlanta. *Pediatrics,* 2004 Février; 113 (2): 259-266. https://doi.org/10.1542/peds.113.2.259
200. Park A. Whistleblower Claims CDC Covered Up Data Showing Vaccine-Autism Link. *Time,* 28 Août 2014. https://time.com/3208886/whistleblower-claims-cdc-covered-up-data-showing-vaccine-autism-link/ Consulté le 29 Octobre 2019.
201. Bigtree A, Wakefield A, Tomney P. *Vaxxed: From Cover-Up to Catastrophe.* DVD. Burbank, CA: Cinema Libre, 2017.
202. *Ibid.*
203. DeStefano F, Price CS, Weintraub ES. Increasing Exposure to Antibody-Stimulating Proteins and Polysaccharides in Vaccines Is Not Associated with Risk of Autism. *Journal of Pediatrics,* Août 2013; 163(2): 561–567. https://doi.org/10.1016/j.jpeds.2013.02.001
204. CDC. «Vaccines Do Not Cause Autism.» https://www.cdc.gov/vaccinesafety/concerns/autism.html Consulté le 29 Octobre 2019.

le fait que le mécanisme le plus couramment proposé de l'autisme induit par un vaccin n'a rien à voir avec les antigènes du vaccin; on pense plutôt qu'il est médié par l'action soit d'un conservateur contenu dans le vaccin (le thimérosal, qui contient du mercure et qui est connu pour être neurotoxique[205]), soit d'un adjuvant (l'une des formes d'aluminium utilisées dans divers vaccins, qui sont également connues pour être neurotoxiques[206]). L'exposition à l'antigène du vaccin n'est généralement pas mise en avant comme un possible déclencheur de l'autisme, et l'étude utilise donc un substitut fallacieux pour écarter les inquiétudes concernant la sécurité du vaccin.

Des recherches récentes menées par le Dr Theresa Deisher suggèrent un autre mécanisme possible pour l'apparition de l'autisme induit par un vaccin, un mécanisme qui a une capacité explicative particulièrement puissante. La difficulté à expliquer l'autisme tient en partie au fait qu'un grand nombre d'observations suggèrent qu'il est déclenché par des facteurs environnementaux. Il existe également un ensemble important d'éléments qui suggèrent, à l'opposé, que ce trouble a une composante génétique. Un certain nombre d'études ont montré une forte corrélation entre l'autisme et les mutations *de novo*[207]. Ces types de modifications de l'ADN surviennent «comme neuves» chez un individu et ne sont présentes chez aucun des parents. Des centaines de ces mutations ont été identifiées chez près de 1 000 individus[208]. Pourtant, il n'y a pas de forte corrélation entre des mutations spécifiques et l'autisme, et cela fait partie du mystère dans la composante génétique de la maladie.

Cependant, si le Dr Deisher a raison, cet assortiment apparemment aléatoire de mutations *de novo* a un mécanisme biologique très explicable, et ce mécanisme est directement lié à la présence

205. Geier DA, Sykes LK, Geier MR. A review of Thimerosal (Merthiolate) and its ethylmercury breakdown product: specific historical considerations regarding safety and effectiveness. *Journal of Toxicology and Environmental Health*, Part B, 2004; 10: 575–596. DOI: 10.1080/10937400701389875

206. Tomljenovic L, Shaw CA. Aluminum Vaccine Adjuvants: Are They Safe? *Curr Med Chem* 2011; 18(17): 2630- 37.

207. Sanders SJ, Murtha MT, State, MW. *De novo* mutations revealed by whole-exome sequencing are strongly associated with autism. *Nature*, 2012; 485: 237–241.

208. *Ibid.*

d'ADN contaminant dans les vaccins qui utilisent des cellules fœtales avortées*. Une étude réalisée en 2013 pour déterminer les méthodes efficaces de thérapie génique a démontré que des doses aussi faibles que 1,9 ng/mL d'ADN étranger étaient suffisantes pour induire une modification génique réussie chez le receveur de l'ADN[209]. Cela permet d'introduire efficacement un nouvel ADN dans l'hôte, ce qui entraîne des mutations *de novo*. Dans les vaccins fabriqués à partir de cellules fœtales avortées, l'ADN des cellules fœtales ne peut pas être purifié lors de la préparation finale du vaccin, mais demeure un contaminant. La contamination de l'ADN peut atteindre 175 ng par dose[210], soit près de 350 ng/mL[211] - ce qui représente plus de 180 fois le seuil nécessaire pour que l'ADN ait un effet sur les gènes du patient. Comme l'ADN contaminant est de l'ADN humain, il convient parfaitement pour jouer un rôle dans la transformation génétique du patient en raison de sa similarité inhérente avec l'ADN de la personne qui reçoit le vaccin[212].

209. Deisher T. «Open Letter to Legislators Regarding Fetal Cell DNA in Vaccines.» 8 Apr 2019. Connecticut General Assembly, https://www.cga.ct.gov/kid/related/20190513_Informational%20Hearing%20on%20the%20State%27s%20Religious %20Exemption/Testimony/Testimony %20Theresa %20Deisher %20PhD.pdf Consulté le 29 Octobre 2019. Cette modification se produit par recombinaison homologue, où des morceaux d'ADN étranger s'alignent avec des séquences similaires dans le génome de l'hôte; les protéines qui sont responsables de la modification de l'ADN échangent alors l'ADN étranger contre l'ADN de l'hôte.
210. Deisher T. «Open Letter to Legislators Regarding Fetal Cell DNA in Vaccines.» 8 Apr 2019. Connecticut General Assembly, https://www.cga.ct.gov/kid/related/20190513_Informational%20Hearing%20on%20the%20State%27s%20Religious %20Exemption/Testimony/Testimony %20Theresa %20Deisher %20PhD.pdf Consulté le 29 Octobre 2019
211. MMR dosage is 0.5 mL. CDC. «Administering the MMR Vaccine.» https://www.cdc.gov/vaccines/vpd/mmr/hcp/administering-mmr.html Consulté le 29 Octobre 2019.
212. Deisher T. «Open Letter to Legislators Regarding Fetal Cell DNA in Vaccines.» 8 Apr 2019. Connecticut General Assembly, https://www.cga.ct.gov/kid/related/20190513_Informational%20Hearing%20on%20the%20State%27s%20Religious %20Exemption/Testimony/Testimony %20Theresa %20Deisher %20PhD.pdf Consulté le 29 Octobre 2019

* Au moment de la rédaction de cet ouvrage, les vaccins suivants, figurant sur le calendrier recommandé par le CDC, sont fabriqués à partir de lignées cellulaires de fœtus avortés: varicelle (Varivax et Varilrix), hépatite A (Vaqta, Havrix, Avaxim, Epaxal), hépatite A & B (Twinrix), rougeole/oreillons/rubéole (ROR, Priorix), rougeole/rubéole (MR Vax, Eolarix), oreillons /rubéole (Biavax II), rubéole (Meruvax II), rougeole/oreillons/rubéole/variole (ProQuad/MMR-V, Priorix Tetra), polio (Poliovax, DT PolAds, Polio Sabin), DTaP/polio/Hib (Pentacel, Quadracel, Infanrix-IPV-Hib), et un certain nombre de candidats pour le vaccin contre le SRAS-CoV-2. Pour une liste plus complète de tous les vaccins dérivés de cellules de fœtus avortés, consultez le site web de *Children of God for Life* à l'adresse https://cogforlife.org/wp-content/uploads/vaccineListOrigFormat.pdf.

Cette similarité a également pour conséquence que l'ADN n'est pas aussi efficacement éliminé du corps du patient que les composants antigéniques du vaccin; il peut donc persister suffisamment longtemps pour que la possibilité d'une transformation génétique soit alarmante. Enfin, l'identification d'un rétrovirus contaminant dans le vaccin ROR[213], rétrovirus qui est capable de faciliter l'insertion d'un ADN étranger dans le génome de l'hôte, rend ce mécanisme encore plus probable.

Pour finir, confirmant les soupçons initiaux du Dr Wakefield selon lesquels il pourrait y avoir un lien entre le vaccin ROR et l'autisme, le Dr Deisher a établi une corrélation entre le retrait du vaccin ROR du marché au Royaume-Uni, en Norvège et en Suède et une baisse ultérieure des taux d'autisme. Lorsque le vaccin a été remis sur le marché, les taux d'autisme ont de nouveau augmenté[214]. Cette expérience accidentelle a fourni un indice au Dr Deisher, qui a examiné les taux d'incidence de l'autisme aux États-Unis et a déterminé s'ils étaient associés à une augmentation de l'utilisation de vaccins fabriqués en utilisant des cellules fœtales avortées. Elle a découvert qu'à chaque fois qu'il y avait augmentation significative des taux d'autisme, il y avait aussi l'introduction d'un ou de plusieurs nouveaux vaccins fabriqués à partir de cellules fœtales avortées[215]. L'effet observé dépendait aussi de la dose – plus on administrait de vaccins dérivés de cellules fœtales, plus l'augmentation du taux d'autisme était importante[216]. Cette dépendance à la dose confère une crédibilité supplémentaire à la thèse selon laquelle le vaccin ROR (et d'autres vaccins à base de cellules fœtales avortées) serait associé causalement à l'autisme, et non seulement dans une corrélation temporelle comme on le prétend souvent.

213. Brown D. Unexpected protein found in measles-mumps vaccine. *The Washington Post.* 9 Dec 1995. https://www.washingtonpost.com/archive/politics/1995/12/09/unexpected-protein-found-in-measles-mumps vaccine/3af651bf-aa56-43db-8c95-b1aea019d650/ Consulté le 18 Mai 2020.

214. Deisher TA, Doan NV, Koyama K, Bwabye S. Epidemiologic and Molecular Relationship Between Vaccine Manufacture and Autism Spectrum Disorder Prevalence. *Issues Law Med.* 2015 Spring; 30(1): 47-70.

215. Deisher, TA. «Worldwide Autism Epidemic & Human Fetal Manufactured Contaminated Vaccines.» Presentation delivered at Autism One conference. Uploaded to YouTube 10 Septembre 2014. https://www.youtube.com/watch?v=6Bc6WX33SuE Consulté le 20 Mai 2019.

216. *Ibid.*

En effet, selon les critères de Bradford Hill – qui ont été utilisés pour déterminer la relation de cause à effet entre les résultats sanitaires et les épidémies depuis les années 1960 – il existe des arguments extrêmement solides en faveur d'un lien causal entre les vaccins et l'autisme. Sur les neuf critères considérés, trois des plus importants sont la temporalité, un gradient biologique et la cohérence[217] :

1. La relation temporelle entre la vaccination et le début de la réponse autiste n'est pas contestée, même par les plus fervents partisans du vaccin ; et, fait intéressant, la temporalité est le seul parmi les neuf critères qui est considéré comme *absolument essentiel pour établir le lien de cause-effet.*
2. Le Dr Deisher a montré que la relation entre les vaccins et l'autisme suit un gradient biologique en établissant la réponse à la dose qui est observée lorsque la vaccination avec des vaccins dérivés de cellules fœtales est augmentée et que l'on constate une augmentation correspondante des taux d'autisme.
3. Enfin, le critère de cohérence, qui stipule que les nouvelles données ne doivent pas contredire le lien en cause[218], est vérifié du fait qu'il existe un ensemble d'effets sanitaires associés qui sont tous corrélés avec la vaccination. Étant donné que l'autisme a souvent été caractérisé comme impliquant une composante auto-immune[219, 220], il correspond de manière cohérente aux autres effets secondaires documentés de la vaccination.

En outre, le Dr Deisher fournit également une explication biologiquement plausible des effets observés, et appuie à la fois le

217. Yeats K and Alexander L, The University of North Carolina at Chapel Hill. Bradford Hill Criteria. In: Epidemiology: The Basic Science of Public Health. Coursera. https://www.coursera.org/lecture/epidemiology/bradford-hill-criteria-qXlFt Consulté le 2 Avril 2020.
218. *Ibid.*
Les auteurs déclarent explicitement qu'il est possible que des informations contradictoires soient incorrectes ou fortement biaisées, et c'est bien cela que l'on constate dans l'étude du CDC sur l'autisme et les vaccins.
219. Onore C, Careaga M, Ashwood P. The role of immune dysfunction in the pathophysiology of autism. *Brain Behav Immun.* 2012;26(3):383-392. doi: 10.1016/j. bbi.2011.08.007
220. Ashwood P, Krakowiak P, Hertz-Picciotto I, Hansen R, Pessah I, Van de Water J. Elevated plasma cytokines in autism spectrum disorders provide evidence of immune dysfunction and are associated with impaired behavioral outcome. *Brain Behav Immun.* 2011;25(1):40-45. doi:10.1016/j. bbi.2010.08.003

mécanisme et le lien de cause à effet avec des preuves expérimentales, satisfaisant ainsi à deux autres des neuf critères. Ainsi, le lien entre l'autisme et les vaccins vérifie facilement la majorité des critères établis pour la causalité épidémiologique, et ne peut être facilement réfuté.

Vulnérabilité accrue : comment les vaccins affaiblissent l'immunité d'une population

Jusqu'à présent, nous avons examiné les dangers de la vaccination pour l'individu. Cependant, les vaccins présentent également des dangers pour la population vaccinée dans son ensemble. Comme cette population fait l'objet de nombreux arguments concernant un « bien supérieur » en faveur de la vaccination de masse, il est impératif d'examiner plus en détail certaines de ces questions.

Un problème majeur pour les populations est que les vaccins peuvent provoquer un changement chez les membres sensibles de la population, ce qui déplace les maladies vers des groupes d'âge qui normalement ne les contracteraient pas. La rougeole et la varicelle sont des exemples concrets et bien connus, mais les tendances générales évoquées peuvent s'appliquer à presque toutes les maladies infantiles que la médecine moderne tente de prévenir grâce aux vaccins.

Bien que la rougeole soit une maladie relativement bénigne aux États-Unis depuis l'amélioration des conditions sanitaires et de vie au début du xxe siècle, elle peut être mortelle chez les nourrissons. Avant l'ère de la vaccination, les nourrissons des mères qui avaient contracté la maladie bénéficiaient d'une forme puissante d'immunité passive. Les nourrissons recevaient des anticorps protecteurs et des cellules immunitaires[221] par le biais du lait maternel et généralement ne contractaient donc pas la maladie[222]. La vaccination, si elle peut empêcher la mère de contracter

221. Le Jan C. Cellular Components of Mammary Secretions and Neonatal Immunity: A Review. *Veterinary Research*, 1996 ; 27(4-5): 403-417.
222. Miller, NZ. *Vaccines: Are They Really Safe and Effective?* Santa Fe: New Atlantean Press, 2018, p. 29-30.

la rougeole pendant sa propre enfance, altère sa capacité à produire des anticorps pour l'immunité passive de son nourrisson[223] et l'empêche de transmettre les lymphocytes T-mémoire activés qui seraient normalement apportés par le lait maternel d'une mère ayant été naturellement infectée. Ainsi, les nourrissons nés de mères vaccinées ont presque trois fois plus de chances d'attraper la rougeole s'ils y sont exposés*, et la vulnérabilité à la maladie est «déplacée» vers cette population auparavant bien protégée – dans les années 1990, plus de 25 % de tous les cas de rougeole se produisaient chez des nourrissons de moins d'un an[224]. Ce déplacement est le résultat direct de la politique de vaccination de masse. Le manque d'immunité des nourrissons est un vrai problème aux États-Unis; bien que la rougeole ne soit plus considérée comme endémique dans ce pays, des épidémies de rougeole se produisent et semblent se produire selon un schéma cyclique de hausse du nombre de cas**. Malgré les espoirs des partisans du vaccin, nous avons vu précédemment que même une couverture vaccinale de 100 % peut ne pas permettre d'obtenir une immunité collective suffisante pour protéger tous les nourrissons contre la rougeole, en raison de l'échec du vaccin et de son rappel. Ainsi, le processus de vaccination de masse a

223. Papania M. Increased Susceptibility to Measles in Infants in the United States. *Pediatrics*, 1999 Nov; 1045(5), e59: 1-6.
224. Miller, NZ. *Vaccines: Are They Really Safe and Effective?* Santa Fe: New Atlantean Press, 2018, p. 30.

* La protection offerte par les anticorps maternels et les cellules immunitaires est bonne, mais imparfaite. Seuls 12 % environ des nourrissons nés de mères naturellement immunisées ont contracté la rougeole après y avoir été exposés; par comparaison, environ 33 % des nourrissons nés de mères vaccinées ont contracté la rougeole après avoir été exposés au virus.

** CDC. «Measles Cases and Outbreaks.» Dernière mise à jour 3 Octobre 2019. https://www.cdc.gov/measles/cases outbreaks.html. Consulté le 29 Octobre 2019. À noter que le nombre de cas de rougeole, bien qu'il ait augmenté depuis 2010, est encore extrêmement faible par rapport à la population globale des États-Unis. Environ 0,00038 % de la population américaine estimée a contracté la rougeole en 2019 (1 250 cas au 3 Octobre). Depuis 2010, il y a eu 3 208 cas de rougeole; le dernier décès avéré par la rougeole a eu lieu en 2003, lorsque deux nourrissons sont morts de la rougeole (https://vaxopedia.org/2018/04/15/when-was-the-last-measles-death-in-the-united-states/). En revanche, en utilisant l'estimation extrêmement prudente du Dr Sears du taux d'effets indésirables, soit 1 pour 100 000 doses de vaccin, et les données des CDC concernant la vaccination contre la rougeole (environ 116 000 000 de doses de ROR et de ROR-V administrées entre 2006 et 2016:

créé un nouveau problème potentiellement plus grave avec cette maladie infantile, en rendant vulnérables des nourrissons qui étaient auparavant protégés contre l'infection.

Ce type de déplacement n'est pas propre à la rougeole. La vaccination contre nombre de maladies provoque une réponse immunitaire insuffisante pour que la mère transmette à son bébé la même immunité passive qu'après une infection naturelle. Cela laisse l'enfant vulnérable, à tout le moins, face à la rougeole, la rubéole, les oreillons et la varicelle[225] (et peut-être d'autres maladies), à un âge où le système immunitaire du bébé n'est pas assez développé pour gérer ces sortes d'agents infectieux. L'infection naturelle, en revanche, se produit à un moment où le système immunitaire est suffisamment développé pour traiter ces agents pathogènes, et aussi lorsqu'il est encore suffisamment peu développé pour être fortement marqué par l'exposition à diverses maladies infantiles[226].

---

225. Waaijenborg S, Hahné SJM, *et al.* Waning of Maternal Antibodies Against Measles, Mumps, Rubella, and Varicella in Communities With Contrasting Vaccination Coverage. *J Infect Dis*, 2013 Jul 1 ; 208(1): 10–16. https://doi.org/10.1093/infdis/jit143
226. Diodati CJM. *Immunization: History, Ethics, Law and Health*. Ontario, CN: Integral Aspects Incorporated, 1999, p. 51.

https://www.hrsa.gov/sites/default/files/hrsa/vaccine-compensation/monthly-website-stats-2-01-18.pdf), le nombre d'effets indésirables graves dus au seul vaccin contre la rougeole est estimé à un minimum de 1 160 sur une période équivalente (mais il est probable qu'il soit plus proche de 11 600 – 116 000 étant donné l'insuffisance des données du VAERS). Dans la décennie précédant l'introduction du vaccin contre la rougeole, le CDC estime que chaque année la rougeole causait 400 à 500 décès (https://www.cdc.gov/measles/about/history.html), mais il ne donne pas de statistiques réelles. Cette estimation est certainement exagérée du fait que la définition clinique de la rougeole a été restreinte au moment où le vaccin a été introduit (Humphries et Bystrianyk 2015, p. 371). Des recherches récentes ont indiqué que la mortalité due à la rougeole est considérablement réduite grâce à une nutrition adéquate (les enfants mal nourris ont quatre fois plus de chances de mourir de la rougeole que les enfants en bonne santé) et à la consommation de suppléments de vitamine A (qui peuvent réduire la mortalité due à la rougeole jusqu'à 80 %). L'utilisation de ces deux protocoles aurait probablement réduit le taux de mortalité due à la rougeole à presque zéro même sans le vaccin (Humphries et Bystrianyk 2015, p. 340, 390-397). Ainsi, la population dans son ensemble a échangé une légère diminution des décès dus à la rougeole contre environ 1 000 à 10 000 séjours prolongés à l'hôpital, des maladies mortelles, des handicaps permanents et des décès chaque année. À titre de comparaison, alors que les partisans du vaccin aiment utiliser l'incidence croissante de la rougeole pour contraindre davantage d'individus à accepter la vaccination, aux États-Unis, plus de personnes sont mortes des attaques de requins en 2019 que de la rougeole au cours des quinze dernières années (https://people.com/human-interest/2019-us-shark-attacks-map/).

Dans d'autres cas, on constate après la vaccination un changement de sensibilité qui n'est pas associé à une baisse de l'immunité maternelle. Un des principaux exemples de ce phénomène est que la vaccination contre la varicelle a entraîné une augmentation substantielle de l'incidence du zona[227] (les deux maladies sont causées par le même virus, connu sous le nom de virus varicelle-zona). Non seulement l'incidence globale du zona est en hausse, mais le programme de vaccination de masse fait baisser l'âge d'incidence. Avant la vaccination, le zona était principalement un problème chez les adultes de plus de 60 ans; mais en 2004, ce groupe d'âge ne représentait plus que 74 % des cas de zona[228]. Une étude néo-zélandaise a documenté davantage la baisse de l'âge moyen des cas de zona, notant une diminution de 5,4 ans de l'âge moyen des patients entre 2007 et 2015, ainsi qu'une augmentation globale du nombre de patients de 71 à 195 par an[229]. En plus de ce changement de sensibilité dans la population en général, des enfants contractent même le zona à cause du vaccin contre la varicelle lui-même[230].

Ce qui est particulièrement déconcertant dans les données sur le zona, c'est que ce changement de sensibilité avait été prévu *avant la mise en œuvre de la vaccination de masse contre la varicelle* et n'a pas surpris les chercheurs cliniques[231].

Le principal mécanisme proposé pour le type de changement que nous observons avec la varicelle et le zona est une perte de l'effet protecteur que permet l'exposition à une maladie inopinée après le développement de l'immunité naturelle. Il a été démontré que le simple fait de s'occuper de son enfant atteint de varicelle peut avoir, chez la mère, un effet protecteur contre le développement

227. Miller NZ. *Miller's Review of Critical Vaccine Studies*. Santa Fe: New Atlantean Press, 2016. References 181, 185, 187-192.
228. Patel MS, Gebremariam A, Davis MM. Herpes Zoster–Related Hospitalizations and Expenditures Before and After Introduction of the Varicella Vaccine in the United States. *Infection Control and Hospital Epidemiology*, Décembre 2008; 29(12): 1157-116. https://doi.org/10.1086/591975
229. Davies EC, Langston DP, Chodosh J. Herpes zoster opthalmicus: declining age at presentation. *Br J Ophthalmol*. 2016; 100: 312-314. doi:10.1136/bjophthalmol-2015-307157
230. Miller NZ. *Miller's Review of Critical Vaccine Studies*. Santa Fe: New Atlantean Press, 2016. References 197- 198.
231. *Ibid.*, References 193-194.

du zona à l'âge adulte[232]. Comme nous l'avons déjà mentionné, nous savons maintenant que l'immunité naturelle n'est pas toujours pérenne; elle nécessite un «coup de pouce» naturel provenant de la circulation de la maladie dans le milieu naturel. La vaccination de masse contre la varicelle a effectivement éliminé ce processus naturel de stimulation et laisse les individus susceptibles d'être infectés par le zona à un âge de plus en plus précoce. On peut facilement supposer qu'un phénomène similaire pourrait contribuer à la résurgence d'autres maladies «évitables par la vaccination».

Échanger une maladie pour une autre : les souches résistantes aux vaccins

Le décalage de prédisposition n'est pas le seul facteur par lequel les vaccins ont rendu les populations plus vulnérables aux maladies. Un problème encore plus insidieux est celui du remplacement des souches: lorsque la vaccination contre une souche ou une espèce d'agent pathogène permet à d'autres souches ou espèces de se répandre davantage chez l'homme.

Dans certains cas, ces remplacements provoquent des symptômes encore plus graves que ne feraient les agents pathogènes contre lesquels les vaccins sont administrés.

On dit que la nature a horreur du vide. Dans les interactions complexes dans l'environnement (et même dans notre corps) impliquant des bactéries, des virus, des champignons et d'autres microorganismes, la niche créée par l'élimination d'une espèce ou d'une souche sera rapidement comblée par d'autres organismes opportunistes. C'est l'une des raisons pour lesquelles il est préjudiciable de faire un usage excessif des antibiotiques; ces médicaments éliminent à la fois les bactéries pathogènes et celles qui sont utiles et, dans certains cas, laissent un vide dans le microbiome du corps en tuant un trop grand nombre de bactéries

232. Thomas SL, Wheeler JG, Hall AJ. Contacts with varicella or with children and protection against herpes zoster in adults: a case-control study. *Lancet* 2002 Aug 31; 360(9334): 678-82.

utiles. Les espèces qui sont normalement tenues en échec par la compétition peuvent alors se déplacer dans des zones du corps qu'elles ne colonisent pas d'habitude et modifier l'équilibre microbien dans l'ensemble de l'organisme. Cela peut entraîner le développement de maladies corporelles d'une manière encore mal comprise.

La résistance aux antibiotiques est un problème émergent en médecine, dont tout le monde est conscient. Un scénario similaire, mais moins médiatisé, peut être déclenché en réduisant sélectivement des souches particulières d'agents pathogènes par le biais des programmes de vaccination[233]. Une partie de la résurgence observée parmi les maladies dites évitables par la vaccination est due à l'apparition de nouvelles souches ou sérotypes de l'agent pathogène en question. Cela a été documenté pour un certain nombre de vaccins spécifiques. Les vaccins antipneumococciques et anti-Hib (Haemophilus influenzae b) ne protègent que contre quelques sérotypes* de leurs agents pathogènes respectifs, et d'autres sérotypes deviennent progressivement plus répandus dans la population[234]. Cela a conduit à des taux globalement plus élevés d'échec des rappels avec ces deux vaccins. Le même phénomène commence à être observé avec les vaccins anti-papillomavirus[235].

Les cas de coqueluche ont considérablement augmenté depuis plusieurs années malgré une bonne couverture vaccinale, en partie à cause de l'augmentation des infections par *Bordetella parapertussis. B. parapertussis* se trouve normalement à un niveau de circulation très bas dans l'environnement lorsque *Bordetella pertussis* (l'agent pathogène qui provoque normalement la coqueluche) est présent dans la population, mais sa prévalence a considérablement augmenté depuis le début de la vaccination de masse contre

233. Voir Miller NZ. *Miller's Review of Critical Vaccine Studies*. Santa Fe: New Atlantean Press, 2016. Références 116-126.
234. Moskowitz R. *Vaccines: A Reappraisal*. New York: Skyhorse Publishing, 2017, p. 22-23.
235. Fischer S, Bettstetter M, Becher A, *et al.* Shift in prevalence of HPV types in cervical cytology specimens in the era of HPV vaccination. *Oncology Letters*, 2016 Jul; 12(1). https://doi.org/10.3892/ol.2016.4668

* Sérotype : terme technique pour une souche particulière bien distincte d'un agent pathogène, qui peut être identifiée par un test de sérum sanguin.

B. pertussis. *B. parapertussis* a causé jusqu'à 16,5 % des cas de coqueluche en 2012[236] et a également provoqué des maladies chez des enfants beaucoup plus jeunes que *B. pertussis* (à un âge moyen de 3,8 ans contre 15,6 ans)[237]. Il existe également des problèmes sérieux avec les souches de *B. pertussis* qui sont apparues et qui ont modifié les protéines des toxines ; il s'agit de souches contre lesquelles il n'existe pas de protection efficace par la vaccination[238]. Dans l'ensemble, ces remplacements de souches et d'espèces pourraient avoir réduit l'efficacité du vaccin anticoquelucheux à 40 %, une efficacité bien inférieure à celle nécessaire pour obtenir une immunité de groupe dans la population[239].

Un autre vaccin qui provoque le remplacement de souches est le vaccin contre le HPV, qui cible entre deux et neuf souches du virus (au moment de la rédaction de cet article, 150 souches différentes de HPV ont été identifiées, bien que seuls certains types provoquent une pathologie grave[240]). Gardasil®, le premier vaccin contre le HPV, a été initialement soumis à une procédure de développement accélérée en raison de l'affirmation selon laquelle il contribuerait à prévenir les cas de cancer du col de l'utérus. Lorsque le vaccin a été mis au point, les souches 16 et 18 du HPV représentaient la plupart des cas de cancer du col de l'utérus dans la population cible[241]. Cependant, des études récentes ont indiqué une augmentation d'autres souches de HPV (notamment les 53, 56 et 66) contre lesquelles les vaccins actuels ne protègent pas. Les souches 53 et 66 du HPV sont désormais connues pour être cancérigènes, tout comme les souches 26, 67, 68, 70, 73 et 82 (qui ne sont pas non plus couvertes par le vaccin)[242]. Ainsi, bien que

236. Cherry, JD. Why do pertussis vaccines fail? *Pediatrics*, 2012 Mai 1 ; 129(5): 968-70.
237. Patel R. *Bordetella pertussis* and *Bordetella parapertussis*. Mayo Clinic Laboratories. 1 Octobre 2018. https://news.mayocliniclabs.com/2018/10/01/bordetella-pertussis-and-bordetella-parapertussis/ Consulté le 19 Mai 2020.
238. Voir Miller NZ. *Miller's Review of Critical Vaccine Studies*. Santa Fe: New Atlantean Press, 2016. References 91- 104.
239. Cherry, JD. Why do pertussis vaccines fail? *Pediatrics*, 2012 Mai 1 ; 129(5): 968-70.
240. NYU Langone Health. « Types of Human Papillomavirus. » https://nyulangone.org/conditions/human papillomavirus-in-adults/types Consulté le 30 Octobre 2019.
241. Fischer S, Bettstetter M, Becher A, *et al*. Shift in prevalence of HPV types in cervical cytology specimens in the era of HPV vaccination. *Oncology Letters*, 2016 Jul ; 12(1). https://doi.org/10.3892/ol.2016.4668
242. *Ibid*.

le vaccin puisse entraîner une réduction globale des souches de HPV contre lesquelles il est formulé, il n'entraînera probablement aucune amélioration du taux de cancer du col de l'utérus causé par le HPV. Cela soulève la question des problèmes éthiques importants liés à la manière dont le vaccin anti-papillomavirus a été commercialisé en tant que moyen de prévention du cancer, ce qui sera abordé plus en détail dans une section ultérieure.

Les phénomènes de remplacement des souches induits par les vaccins sont une source de problèmes pour l'ensemble de la population. En réduisant la circulation d'un type de maladie, la vaccination peut entraîner des taux plus élevés de cas de maladie et de mortalité chez des populations «naïves» (c'est-à-dire non exposées auparavant à l'agent pathogène de remplacement). Il est possible, voire probable, que les taux de mortalité pour ces souches de remplacement soient plus élevés que ceux observés pour les souches originales à l'époque antérieure à l'ère vaccinale.

Échanger une maladie pour une autre : augmentation des taux de cancer

Un autre grave problème touchant la population en général et associé aux vaccins est l'augmentation des taux de cancer qui s'est produite parallèlement à la mise en œuvre de la vaccination de masse. Les infections naturelles semblent renforcer le système immunitaire d'une manière qui rend plus difficile l'enracinement des cellules cancéreuses dans l'organisme, et confèrent donc un effet protecteur contre de nombreux cancers, ce que la vaccination ne peut pas fournir. Les recherches dans ce domaine sont si nombreuses qu'il serait impossible de les couvrir toutes dans le cadre de ce travail, mais un échantillon des résultats est résumé dans la liste suivante[243] :

- L'infection naturelle par les oreillons protège probablement contre le cancer des ovaires chez les femmes, et la rougeole,

243. *Voir:* Miller NZ. *Miller's Review of Critical Vaccine Studies.* Santa Fe: New Atlantean Press, 2016. References 304-339.

la rubéole et la varicelle peuvent avoir des effets protecteurs similaires[244,245,246].

- La probabilité d'un mélanome malin peut être réduite avec une infection par la varicelle, la grippe, la rougeole ou les oreillons[247,248].
- Les infections par la varicelle et la grippe sont associées à un risque réduit de tumeurs cérébrales[249].
- Le fait de contracter la rougeole, les oreillons ou la rubéole semble protéger contre les lymphomes non hodgkiniens[250].
- Le risque de développer un lymphome de Hodgkin est réduit par les infections de coqueluche, de rougeole, d'oreillons, de varicelle et de grippe contractées pendant l'enfance[251,252].
- Les enfants ayant subi des maladies provoquant des fièvres sont protégés contre de multiples cancers à l'âge adulte, et plus ces maladies sont fréquentes, moins les enfants risquent de développer un cancer[253,254].

244. Newhouse ML, Pearson RM, *et al.* A case control study of carcinoma of the ovary. *Br J Prev Soc Med* 1977 Sep ; 31(3): 148-53.
245. Cramer DW, Vitonis AF, *et al.* Mumps and ovarian cancer: modern interpretation of an historic associate. *Cancer Causes Control* 2010 Aug ; 21(8): 1193-1201.
246. West RO. Epidemiologic study of malignancies of the ovaries. *Cancer* 1966 ; 19: 1001-17.
247. Kolmel KF, Gefeller O, *et al.* Febrile infections and malignant melanoma: results of a case-control study. *Melanoma Res* 1992 ; 2(3): 207-11.
248. Kolmel KF, Pfahlberg A, *et al.* Infections and melanoma risk: results of a multicentre EORTC case-control study. European Organization for Research and Treatment of Cancer. *Melanoma Red* 1999 ; 9(5): 511-19.
249. Schlehofer B, Blettner M, *et al.* Role of medical history in brain tumour development. Results from the international adult brain tumour study. *Int J Cancer* 1999 Jul 19 ; 82(2): 155-60.
250. Rudant J, Orsi L, *et al.* Childhood Hodgkin's lymphoma, non-Hodgkin's lymphoma and factors related to the immune system: the Escale Study (SFCE). *Int J Cancer* 2011 Nov 1 ; 129(9): 2236-47.
251. *Ibid.*
252. Alexander FE, Jarrett RF, *et al.* Risk factors for Hodgkin's disease by Epstein-Barr virus (EBV) status: prior infection by EBV and other agents. *Br J Cancer* 2000 Mar ; 82(5): 1117-21.
253. Hoption Can SA, van Netten JP, *et al.* Acute infections as a means of cancer prevention: opposing effects to chronic infections? *Cancer Detect Prev* 2006 ; 30(1): 83-93.
254. Mastrangelo G, Fadda E, Milan G. Cancer increased after a reduction of infections in the first half of this century in Italy: etiologic and preventive implications. *Eur J Epidemiol* 1998 Dec ; 14(8): 749-54.

– Une exposition précoce aux infections semble être particulièrement protectrice contre la leucémie[255,256].

En plus de ces exemples ciblés, les chercheurs ont remarqué une corrélation entre la réduction des maladies infectieuses de nos jours et l'incidence croissante du cancer[257]. Cela peut être dû au fait que le corps est capable de détruire les cellules cancéreuses lors de la réponse immunitaire à une maladie infectieuse[258]. Les cellules cancéreuses présentent des marqueurs distinctifs qui permettent aux cellules immunitaires de les cibler et de les éliminer, et si le système immunitaire est correctement activé par une infection naturelle, ce processus semble plus efficace. En outre, d'autres études ont montré que l'exposition aux infections pendant l'enfance fait partie du processus pour développer un système immunitaire mature, et que des expositions précoces peuvent réduire considérablement le risque de certains types de cancer[259].

Une découverte encore plus remarquable : il a été démontré que le virus de la rougeole lui-même inverserait l'évolution de certains types de cancer[260] et il est étudié en tant qu'agent thérapeutique possible dans le traitement[261]. L'infection par le virus de la varicelle a lui-aussi été identifiée comme une thérapie possible pour les cancers malins du gliome[262]. Ces deux thérapies seront probablement moins efficaces chez les personnes qui ont été vaccinées contre les maladies en question, et nécessiteront probablement l'administra-

255. van Steensel-Moll HA, Valkenburg HA, *et al.* Childhood leukemia and infectious diseases in the first year of life: a register-based case-control study. *Am J Epidemiol* 1986 Octobre ; 124(4): 590-94.

256. Petridou E, Kassimos D, *et al.* Age of exposure to infections and risk of childhood leukaemia. *BMJ* 1993 Sep 25 ; 307: 774.

257. Mastrangelo G, Fadda E, Milan G. Cancer increased after a reduction of infections in the first half of this century in Italy: etiologic and preventive implications. *Eur J Epidemiol* 1998 Dec ; 14(8): 749-54.

258. *Ibid.*

259. Chang ET, Zheng T, *et al.* Childhood social environment and Hodgkin's lymphoma: new findings from a population-based case-control study. *Cancer Epidemiol Biomarkes Prev* 2004 Août ; 13(8): 1361-70.

260. Wilson J, Hudson W. « Measles virus used to put woman's cancer into remisson. » CNN. 18 Mai 2014. https://www.cnn.com/2014/05/15/health/measles-cancer-remission/index.html Consulté le 30 Octobre 2019.

261. Russell SJ, Peng KW. Measles virus for cancer therapy. *Curr Top Microbiol Immunol.* 2009 ; 330: 213–241.

262. Leska H, Hasse R, *et al.* Varicella zoster virus infection of malignant glioma cell cultures: a new candidate for oncolytic virotherapy? *Anticancer Res* 2012 Apr ; 32(4): 1137-44.

tion d'une thérapie immunosuppressive en même temps que l'utilisation thérapeutique du virus[263]. Bien que les auteurs de l'article n'aient pas mentionné ce fait, tout médicament immunosuppresseur réduira considérablement la capacité du corps à bien répondre au traitement, puisque c'est le système immunitaire activé qui a la charge d'éliminer les cellules cancéreuses.

263. Russell SJ, Peng KW. Measles virus for cancer therapy. *Curr Top Microbiol Immunol.* 2009; 330: 213–241.

Éthique de la Vaccination

J'affirme qu'il ne revient pas à la loi d'imposer une procédure médicale, ou bien une quelconque théorie scientifique.

F. W. Newman, Professeur émérite[264]

Tout au long de cet ouvrage, sont apparues nombre d'allusions à des questions éthiques et morales spécifiques qui entrent en jeu lorsque des décisions doivent être prises sur la manière dont les vaccins sont fabriqués, commercialisés et administrés. Ce chapitre examinera comment prendre en compte de manière appropriée la sécurité de la population dans son ensemble (en particulier l'argument selon lequel l'obtention et le maintien d'une immunité de groupe est une préoccupation éthique et morale qui l'emporte sur le choix par un individu d'être vacciné ou non), ainsi que les préoccupations relatives à la sûreté individuelle (en particulier les graves préoccupations morales concernant les vaccins issus de fœtus avortés, mais aussi les préoccupations concernant la possibilité d'infertilité et l'administration de vaccins de manière déraisonnable). À la fin de ce chapitre, les questions éthiques liées à la fabrication des vaccins et à la notification des effets indésirables seront également abordées.

L'éthique de l'immunité collective

L'un des arguments les plus courants en faveur de la vaccination obligatoire est le maintien de l'immunité collective. L'immunité collective devient une question éthique, car elle est censée

264. Ainsi cité dans Humphries S and Bystrianyk R. *Dissolving Illusions*. Printed by author. 2015, p. 141.

protéger les membres les plus vulnérables de la société et ceux qui, souvent, ne peuvent pas recevoir eux-mêmes un vaccin : les personnes immunodéprimées, les femmes enceintes et les nourrissons. Les partisans des vaccins insistent souvent sur le fait que le choix individuel en matière de vaccination doit être écarté parce que la seule façon de préserver la santé des personnes vulnérables face aux maladies infectieuses est de veiller à ce qu'un nombre suffisant de personnes soient vaccinées pour que la population atteigne l'immunité collective[265].

Même l'argument avancé par l'Académie pontificale pour la vie (APV) sur la possibilité que les vaccins issus d'avortements soient éthiquement admissibles repose en fin de compte sur le fondement de l'immunité de groupe, en particulier à travers la protection des populations sensibles (les femmes enceintes) par la vaccination d'autres populations (les enfants)[266]. L'argument spécifique de l'APV sera abordé dans la prochaine section concernant les vaccins obtenus *via* des cellules de fœtus avortés. Tout d'abord, il est important de comprendre la nature de l'immunité collective et de savoir si elle constitue ou non un argument rationnel pour mener une politique vaccinale.

Mary Holland et Chase Zachary soutiennent que l'immunité collective est basée sur cinq hypothèses « fondamentales » qui ne se vérifient pas dans les situations épidémiologiques réelles[267] :

1. Homogénéité de la population (en termes d'origine ethnique, de statut socio-économique et de génétique) ;
2. Bon mélange de la population (chaque individu ayant la même probabilité d'être exposé à une personne infectée) ;
3. Vaccination aléatoire des individus (on suppose que les individus à haut risque pour la maladie sont vaccinés aux mêmes taux que les individus à faible risque ; ce point exige une couverture

265. NOVA. *Vaccines: Calling the Shots*, 2014. DVD. Boston: PBS.
266. « Moral Reflections on Vaccines Prepared from Cells Derived from Aborted Human Foetuses, » Pontificia Academia Pro Vita, Juin 9, 2005. https://www.ncbcenter.org/files/1714/3101/2478/vaticanresponse.pdf Consulté le 20 Mai et 13 Août, 2019.
267. Holland M, Zachary CE. Herd Immunity and Compulsory Childhood Vaccination: Does the Theory Justify the Law? *Oregon Law Review*, 2014; 93(1): 1-48.

vaccinale beaucoup plus étendue que le ciblage des populations à haut risque pour la vaccination)*;

4. Efficacité vaccinale parfaite;
5. Uniformité selon l'âge dans la population (on suppose que les individus de toutes les tranches d'âge bénéficient d'une protection vaccinale égale, malgré des politiques de vaccination différentes pour les enfants et pour les adultes).

Nous avons déjà abordé la question de l'efficacité parfaite du vaccin. Bien que l'article de Holland et Zachary dans l'*Oregon Law Review* traite de manière plus complète de chaque objection soulevée, le problème se résume finalement au fait que tous les individus n'ont pas la même probabilité de transmettre la maladie, de sorte que la vaccination d'un certain pourcentage aléatoire d'individus n'élimine pas la possibilité de transmission de la maladie. Au contraire, les auteurs soutiennent que la maladie peut être contenue plus efficacement grâce à la vaccination facultative, et que restreindre l'étendue de la maladie est un objectif beaucoup plus facile à atteindre et plus utile qu'une éradication hors de portée**.

Un problème éthique particulier avec l'argument de l'immunité collective se pose à la lumière des taux d'échec des vaccins qui en dépassent le seuil requis. Par exemple, comme mentionné précédemment, l'immunité collective contre la rougeole exige qu'une population soit immunisée à 95 %; mais le taux d'échec du vaccin peut

* La dynamique de transmission des maladies diffère selon que les populations sont à risque élevé ou faible. Holland et Zachary démontrent que si une population à haut risque a besoin d'une couverture vaccinale de 80 % pour atteindre l'immunité collective, et que ce groupe a été spécifiquement ciblé pour la vaccination, le taux total de vaccinés sur la population pourrait alors être réduit à 40 %. Toutefois, si 80 % de tous les individus étaient vaccinés de manière aléatoire, l'immunité collective ne serait pas nécessairement atteinte dans la population à haut risque, et la maladie pourrait encore se propager parmi les individus sensibles malgré les taux élevés de vaccination nationale.

** L'éradication de la maladie a été définie par A. Hinman comme «la réduction permanente à zéro de l'incidence mondiale de l'infection causée par un agent spécifique grâce à des efforts délibérés», point auquel «l'intervention n'est plus nécessaire. Un tel processus implique un effort colossal pour développer, fabriquer et distribuer des vaccins, ainsi qu'un suivi efficace des cas de la maladie dans le monde entier. Si les vaccins ne peuvent pas apporter l'immunité collective, et nous avons vu qu'ils ne le peuvent pas, ils ne peuvent certainement pas permettre l'éradication de la maladie». (Holland & Zachary, 2014)

atteindre 15 %, dépassant le seuil de 5 % de non-immunisés. Dans ce cas, même avec un taux de vaccination de 100 %, il n'est pas possible de garantir l'immunité collective réelle d'une population. Même si le taux d'échec était de 5 % ou moins, l'immunité collective pourrait être un objectif irréalisable car une vaccination à 100 % n'est jamais possible : il y a en effet des individus dans la population qui ne peuvent être vaccinés (selon la liste des contre-indications définies par le CDC)[268]. En raison de ces facteurs, les arguments fondés sur la perception d'un plus grand bien pour la société en imposant la vaccination de masse ne sont pas valables – un tel objectif est tout simplement irréalisable dans la pratique. Holland et Zachary se donnent beaucoup de mal pour démontrer mathématiquement ce principe ; il suffira, pour nos besoins, de comprendre son application générale.

On pourrait également insister sur le fait que l'argument de l'immunité collective avancé pour rendre obligatoire la vaccination de masse, est en fait un bien meilleur argument pour s'abstenir complètement de vacciner contre toute nouvelle maladie. Lorsqu'une maladie traverse une population, elle produit une immunité collective naturelle, et ce seuil n'est ni arbitraire ni impossible à atteindre, comme c'est le cas pour l'induction artificielle de la réponse immunitaire par la vaccination. Le système immunitaire n'a pas le même taux d'échec que les vaccins.

Vaccins et avortement

L'Académie pontificale pour la vie (APV) a publié en 2005 une déclaration concernant la moralité d'une utilisation de vaccins réalisés en partant de cellules de fœtus avortés. Le document donnait aux parents conscients des raisons suffisantes soit pour rejeter le vaccin, soit pour s'y soumettre[269] et la déclaration ne donnait donc pas d'indications définies aux catholiques concernés. Les commentateurs des sites d'information catholiques en

268. CDC. Who should not get vaccinated? 2 Avril 2020. https://www.cdc.gov/vaccines/vpd/should-not-vacc.html Consulté le 19 Septembre 2020.
269. « Moral Reflections on Vaccines Prepared from Cells Derived from Aborted Human Foetuses, » Pontifica Academia Pro Vita, Juin 9, 2005. https://www.ncbcenter.org/files/1714/3101/2478/vaticanresponse.pdf Consulté le 20 Mai et le 13 Août 2019.

ligne brouillent encore plus les pistes en présentant de manière inexacte les déclarations nuancées des évêques concernant l'enjeu moral de ces vaccins[270] et en présentant des pages en ligne dont les auteurs ne sont pas identifiés[271] comme ayant la même autorité qu'une lettre officielle de l'APV. Ni la lettre officielle ni un site web ne sont, en fait, dogmatiquement contraignants. Les deux déclarations sont problématiques à la lumière d'une science biologique étayée ainsi que de l'enseignement moral et des principes philosophiques traditionnels de l'Église catholique. Je vais détailler cette affirmation, car elle soulève de sérieuses questions.

Le paragraphe suivant de la déclaration de 2005 de l'APV est utilisé par certains pour prétendre que le Vatican a autorisé l'utilisation de vaccins issus de fœtus avortés en raison de la nature de la participation au mal de l'avortement – lequel est considéré, dans ce cas, comme un mal passif et lointain – et en raison de la gravité d'une non-vaccination :

> En ce qui concerne les maladies contre lesquelles il n'existe pas de vaccins alternatifs disponibles et moralement acceptables, il est juste de s'abstenir d'utiliser ces vaccins si cela est possible sans faire courir de risques importants à la santé des enfants, et indirectement à la population dans son ensemble. Toutefois, si ces derniers sont exposés à des dangers considérables pour leur santé, les vaccins présentant des problèmes moraux peuvent également être utilisés à titre temporaire. La justification morale est que le devoir d'éviter la coopération matérielle passive n'est pas obligatoire en cas d'inconvénient grave. De plus, nous trouvons, dans un tel cas, *une raison proportionnée*, pour accepter l'utilisation de ces vaccins avec la présence du danger de favoriser la propagation de l'agent pathologique, en l'absence de vaccination des enfants. Ceci est particulièrement vrai dans le cas de la vaccination contre la rougeole allemande[272]. [Souligné dans l'original].

270. «What Does the Catholic Church Teach about Vaccines,» Catholic News Agency, Mai 6, 2019. https://www.catholicnewsagency.com/news/what-does-the-catholic-church-teach-about-vaccines-75223 Consulté le 20 Mai 2019.
271. «Note on Italian vaccine issue,» Pontifical Academy for Life, 31 Juillet 2017. http://www.academyforlife.va/content/pav/en/the-academy/activity-academy/note-vaccini.html Consulté le 20 Mai 2019.
272. «Moral Reflections on Vaccines Prepared from Cells Derived from Aborted Human Foetuses,» Pontifica Academia Pro Vita, 9 Juin 2005. https://www.ncbcenter.org/files/1714/3101/2478/vaticanresponse.pdf, Consulté le 20 Mai et le 13 Août 2019.

Puisque l'exemple le plus puissant que l'APV donne en faveur de la vaccination est la rubéole (rougeole allemande), il nous incombe d'examiner cette maladie de plus près :

- La rubéole est généralement une maladie bénigne chez les enfants et ne nécessite généralement pas même de consulter le médecin de famille[273].
- Elle est si bénigne qu'elle peut passer inaperçue chez la moitié des patients qui contractent la maladie[274].
- La maladie n'est pas dangereuse pour les nourrissons ou les enfants, mais peut provoquer de l'arthrite si elle est contractée par des adultes[275].
- Le principal danger posé par la maladie se produit si elle est contractée par une femme enceinte, en particulier au cours des douze premières semaines de la grossesse[276].
- Si l'enfant *in utero* contracte la rubéole de sa mère, celle-ci peut faire une fausse couche ou accoucher d'un mort-né. Les enfants qui survivent à l'infection sont souvent atteints du syndrome de la rubéole congénitale (SRC), qui peut comporter la cécité, la surdité, des malformations cardiaques et une foule d'autres problèmes physiologiques[277].

Le syndrome de rubéole congénitale est en effet une maladie grave, et l'idéal serait qu'elle puisse être traitée ou complètement évitée. Mais l'objectif idéal de l'éradication de la maladie n'est pas notre sujet de préoccupation immédiat. Il s'agit plutôt d'une question très pratique : la vaccination des enfants contre la rubéole protège-t-elle efficacement contre la possibilité que des femmes enceintes contractent la rubéole, et évite-t-elle aux enfants de contracter le SRC ? Il semble que ce ne soit pas le

273. Miller, NZ. *Vaccines: Are They Really Safe and Effective?* Santa Fe: New Atlantean Press, 2018, p. 33. Voir aussi: les notes 166 et 167 du même livre.
274. Thomas P and Margulis J. *The Vaccine-Friendly Plan*. New York: Ballantine Books, 2016, p. 186-187.
275. Sears RW. *The Vaccine Book*. New York: Little, Brown and Company, 2011, p. 83
276. CDC. Pregnancy and Rubella. 15 Septembre 2017. https://www.cdc.gov/rubella/pregnancy.html Consulté le 21 Avril 2020.
277. *Ibid.*

cas. Au contraire, la vaccination des enfants contre la rubéole a repoussé la sensibilité à la maladie à un âge plus avancé, comme nous l'avons vu pour la varicelle/zona dans notre dernière section. Depuis l'homologation du vaccin contre la rubéole, en 1969, les femmes en âge de procréer sont plus susceptibles de contracter la maladie qu'elles ne l'étaient avant l'ère du vaccin, et les premières années après l'introduction du vaccin ont été marquées par un pic dans le nombre de cas de SRC[278]. Nous avons déjà parlé des SRC survenant chez les nourrissons dont les mères avaient des titres d'anticorps élevés, et étaient donc considérées comme totalement immunisées contre la rubéole. En outre, il a été noté que des mères vaccinées à plusieurs reprises contre la rubéole ont encore donné naissance à des nourrissons atteints de SRC[279]. Et s'il est vrai que le nombre total de cas de SRC par an a commencé à diminuer dans les années 1980, ce ne fut que plus de dix ans après l'introduction du vaccin, et cela a été attribué autant voire plus à la baisse des taux de fertilité et aux avortements volontaires après une exposition à la rubéole qu'à la protection contre le SRC par la vaccination[280,281].

Une autre préoccupation de nature éthique doit être abordée ici. Étant donné que les enfants ne constituent pas la population réellement susceptible d'être touchée par la rubéole, nous avons donc clairement une situation où l'on préconise l'induction d'une immunité collective dans une population afin de protéger une population différente et sensible. L'immunité collective efficace pour protéger les femmes en âge de procréer contre la rubéole est d'environ 80 à 85 %.

Cependant, l'infection naturelle par la rubéole, qui est inoffensive dans la grande majorité de la population, produisait déjà une immunité collective d'au moins 80 % avant l'induction par la

278. Diodati CJM. *Immunization: History, Ethics, Law and Health*. Ontario, CN: Integral Aspects Incorporated, 1999, p. 18.
279. *Ibid.*, p. 32.
280. *Ibid.*, p. 19.
281. Ravitz J. Before Zika: The virus that helped legalize abortion in the US. *CNN*, 11 Août 2016. https://www.cnn.com/2016/08/09/health/rubella-abortion-zika/index.html. Consulté le 21 Avril 2020.

vaccination[282]. Comme le montre le pic de SRC qui a immédiatement suivi le lancement de la vaccination, il est probable que l'immunité collective naturelle fournissait déjà une meilleure protection aux nourrissons vulnérables *in utero* que le programme de vaccination n'aurait pu le faire et qu'elle présentait un risque nettement moindre pour les enfants vaccinés. On peut donc raisonnablement conclure, d'un point de vue médical valide, qu'il n'y a aucune «raison proportionnée» pour accepter l'utilisation de vaccins issus de fœtus avortés. En effet, la vaccination contre la rubéole augmente au contraire le risque global de «danger considérable pour la santé» que le document APV nous autorise à éviter.

Passons maintenant à la deuxième pièce du puzzle, la plus importante: la question de savoir si l'utilisation de vaccins dérivés de cellules fœtales avortées pourrait être en accord avec les principes moraux catholiques dans certaines circonstances. Le père Phil Wolfe[283] et le père Michael Copenhagen[284] ont tous deux écrit d'excellentes explications sur les problèmes moraux spécifiques que pose l'utilisation de vaccins obtenus à base de cellules de fœtus avortés. Leurs arguments sont brièvement résumés dans les paragraphes qui suivent.

Dans plus d'un cas, un argument a été avancé selon lequel la proximité de la personne vaccinée est suffisamment lointaine par rapport au mal de l'avortement (celui à partir duquel le matériau utilisé dans le vaccin a été obtenu) pour justifier qu'il soit licite de recevoir le vaccin[285]. Le père Michael Copenhagen souligne que ces arguments sont toutefois insuffisants, car ils ignorent la participation au péché effectif pour les personnes qui utilisent les restes avortés:

> L'évaluation de la coopération avec le mal en termes de distance par rapport à l'avortement initial est un critère nécessaire mais

282. Diodati CJM. *Immunization: History, Ethics, Law and Health*. Ontario, CN: Integral Aspects Incorporated, 1999, p. 18-19.
283. Wolfe P. The Morality of using Vaccines derived from Fetal Tissue Cultures: A Few Considerations. 07 Mai 2012. https://cogforlife.org/fr-phil-wolfe/ Consulté le 20 Mai 2019.
284. Copenhagen M. Restore Ye to Its Owners: on the immorality of receiving vaccines derived from abortion. 16 Octobre 2019. https://cogforlife.org/wp-content/uploads/VaccineFrCopenhagen.pdf Consulté le 6 Novembre 2019.
285. Wong A. The Ethics of HEK-293. Originally published in the National Catholic Bioethics Quarterly, 2006 Autumn; 6.3: 473–495. https://pdfs.semanticscholar.org/65a7/5696bb1e03a46cba9f0c976da2b50916dec2.pdf Consulté en Avril 2011.

> finalement insuffisant, car il existe une autre catégorie distincte et plus immédiate de péché. [...] Le bénéficiaire participe immédiatement à la commission d'un *vol de restes humains obtenus par meurtre délibéré, suivi de leur profanation par exploitation et trafic, et pour finir à l'omission de les enterrer décemment*. Si le meurtre initial établit le caractère illicite de l'utilisation des restes, leur possession et leur utilisation deviennent un mal en soi distinct, dont les circonstances ne cessent pas d'être une forme de vol, de profanation, d'exploitation et de refus d'enterrer, indépendamment de la distance temporelle entre le bénéficiaire et l'avortement, du nombre de divisions cellulaires ou de la simple inclusion fragmentaire subcellulaire de l'ADN et des protéines de l'enfant dans la dose finale[286]. [Souligné dans l'original].

Le père Wolfe explique que l'utilisation de vaccins issus de cellules fœtales avortées est en outre une violation du principe du bien intégral – c'est-à-dire du principe selon lequel, pour qu'un acte soit bon, toutes ses parties doivent être bonnes[287]. Cela signifie que tant la fin (le but recherché) que les moyens d'y parvenir (les mesures prises pour atteindre ce but) doivent être bons – ou au moins moralement neutres – pour que l'acte soit bon. Si l'une de ces parties est mauvaise, alors l'ensemble de l'acte est rendu mauvais. Ce principe est plus communément connu sous la formule: «la fin ne justifie pas les moyens». Si l'on peut raisonnablement affirmer que protéger ses enfants contre la possibilité d'une maladie infectieuse est une fin moralement bonne, les moyens requis pour atteindre cette fin ne peuvent pas être mauvais; s'ils le sont, l'ensemble de l'acte est rendu mauvais. Dans le cas des vaccins obtenus avec des cellules de fœtus avortés, les moyens requis pour atteindre la fin (protéger la santé de l'enfant) sont gravement mauvais. Le moyen dont la fin est la création du vaccin, consiste à utiliser des cellules fœtales avortées, ce qui nécessite de recourir au mal absolu que représente l'avortement.

Il est important d'établir exactement pourquoi une telle utilisation est mauvaise, et pourquoi on ne peut pas affirmer qu'au moins

286. Copenhagen M. Restore Ye to Its Owners: on the immorality of receiving vaccines derived from abortion. 16 Octobre 2019. https://cogforlife.org/wp-content/uploads/VaccineFrCopenhagen.pdf Consulté le 6 Nov 2019.
287. Wolfe P. The Morality of using Vaccines derived from Fetal Tissue Cultures: A Few Considerations. 07 Mai 2012. https://cogforlife.org/fr-phil-wolfe/ Consulté le 20 Mai 2019.

un certain bien sort d'un acte mauvais en mettant à profit les cellules pour faire des découvertes médicales. Il y a trois facettes importantes pour expliquer la nature du mal en question : premièrement, l'utilisation est mauvaise parce que le vaccin n'existerait pas sans le péché mortel qui a été commis ; deuxièmement, l'utilisation est mauvaise parce qu'elle constitue la possession de mauvaise foi d'une chose qui a été obtenue de manière illicite (volée) ; enfin, l'utilisation est mauvaise parce qu'elle viole la justice transcendante (la justice due à Dieu par les êtres humains).

En justice, celui qui en vole un autre est obligé au moins de restituer les biens volés à leur propriétaire initial, ainsi que tout ce qui a été obtenu grâce aux biens volés, et de compenser toute perte supplémentaire subie par le propriétaire[288]. Strictement parlant, cette forme de restitution est impossible dans le cas des tissus d'un bébé avorté – mais son impossibilité n'excuse pas le chercheur qui continue à utiliser les tissus pour des découvertes scientifiques. Comme l'observe le père Wolfe, « aucune puissance sur Terre ne peut donner à quiconque le droit de posséder, d'acheter ou de conserver des tissus prélevés sur un bébé sacrifié »[289]. Une véritable restitution peut – et doit – être faite en permettant aux tissus du bébé de mourir de mort naturelle afin que le mal ne se perpétue plus. En d'autres termes, bien que la restitution ne puisse pas consister à rendre la vie à l'enfant, la restitution la plus proche possible consiste à enterrer correctement l'enfant. Cela permet de « rendre le corps à Dieu » qui est le seul être qui ait encore des droits sur lui[290] – et satisfait ainsi à une justice transcendante qui est violée par l'utilisation continuée des cellules fœtales avortées.

Spécialiste en théologie morale et docteur en philosophie, le père Chad Ripperger confirme cette position, car il fait remarquer que, parce que ces vaccins sont fabriqués grâce à des tissus fœtaux, dans la mesure où le vaccin est un « fruit » de ce tissu

288. *Ibid.*
289. *Ibid.*
290. Wolfe P. The Morality of using Vaccines derived from Fetal Tissue Cultures: A Few Considerations. 07 Mai 2012. https://cogforlife.org/fr-phil-wolfe/ Consulté le 20 Mai 2019.

fœtal, les vaccins et tout le matériel vaccinal doivent être enterrés[291]. Le tissu fœtal aurait dû être enterré en premier lieu, de sorte que tout ce qui a été créé par utilisation illicite du tissu doit être traité comme le tissu fœtal lui-même. En d'autres termes, puisque le tissu fœtal aurait dû être enterré, s'il est utilisé pour fabriquer le vaccin, ce dernier doit être enterré et ne peut être utilisé pour des vaccinations[292]. L'utilisation de ces vaccins ne constitue donc pas seulement une participation «lointaine» et «matérielle» à quelque chose de mauvais, mais une participation bien plus directe à l'utilisation de tissu fœtal obtenu de manière immorale. Ainsi, il est illicite pour un catholique d'utiliser une chose quelconque dérivée de ces tissus – qu'il s'agisse d'un vaccin ou de toute autre intervention médicale – car cela prolonge la durée pendant laquelle un mal daté se perpétue.

Le père Copenhagen ajoute encore que cette utilisation de vaccins dérivés de cellules fœtales n'est pas une solution temporaire – l'acceptation et l'utilisation des vaccins obtenus via des cellules fœtales avortées ne font qu'alimenter le marché pour leur utilisation continue dans la recherche médicale et contribuent à justifier l'utilisation plus large de lignées cellulaires fœtales avortées[293]. En tant que chercheur dont la carrière scientifique a été interrompue par un refus de participer à l'utilisation de ces restes d'avortement, je puis valider la supposition du Père. Il existe toute une industrie construite pour développer la croissance de cellules fœtales avortées en laboratoire, avec des milieux de culture spéciaux, des réactifs de transfection, des kits d'analyse et d'autres matériels de laboratoire, tous destinés à les cultiver dans des conditions idéales en laboratoire[294]. Plus ces cellules sont utilisées,

---

291. Ripperger C. The Natural Law and Bioethics. 24 Jan 2014. https://www.youtube.com/watch?v=cCS34zDgTXQ&t=3892s&ab_channel=SensusFidelium Consulté le 9 Septembre 2020.
292. *Ibid.*
293. Copenhagen M. Restore Ye to Its Owners: on the immorality of receiving vaccines derived from abortion. 16 Oct 2019. https://cogforlife.org/wp-content/uploads/VaccineFrCopenhagen.pdf Consulté le 6 Nov 2019.
294. Une recherche rapide sur Fisher Scientific pour HEK 293 donne 15 produits optimisés pour l'utilisation de cette lignée cellulaire et plus de 1 000 résultats pour les documents étayant les questions de recherche concernant les cellules: https://www.thermofisher.com/search/results?query=hek%20293&focusarea=Search%20All Consulté le 19 mai 2020.

et plus cette recherche donne lieu à publication dans la littérature et produit son «fruit» de produits marchands, plus le mal se perpétuera. Pour éviter que le lecteur ne rejette l'argument précédent comme une simple supposition, il convient d'ajouter ici que de nouvelles lignées de cellules fœtales avortées ont été développées pour être utilisées en laboratoire pas plus tard qu'en 2015. Il s'agit de la lignée cellulaire Walvax2, qui a été développée par des chercheurs en Chine pour reproduire les lignées cellulaires WI-38 et MRC-2[295]. En raison de tous ces facteurs, il est raisonnable d'affirmer que nous avons l'obligation morale de *ne pas* participer à cette grave exploitation d'êtres humains innocents.

Alors que le document de l'APV semble autoriser l'utilisation de ces vaccins dans certaines circonstances sans risque de péché, l'autorisation de vacciner avec des vaccins dérivés de fœtus avortés est en contradiction directe avec de fermes principes moraux et il est difficile de voir comment cette autorisation se justifie. En outre, comme nous l'avons vu, l'inconvénient à ne pas vacciner n'est pas grave, tandis que le risque pour l'individu exposé aux contaminants du fœtus avorté est effectivement grave, ce qui invalide plus encore les arguments avancés dans le document.

Infertilité et vaccination

Il existe une autre question pro-vie importante qui devrait être abordée dans tout ouvrage sur la vaccination: la possible stérilité résultant de l'administration de certains vaccins. Il ne s'agit généralement pas d'un effet secondaire dont les patients sont avertis et, dans certains cas, il semble que ce soit un effet recherché par le vaccin lui-même. Ces deux situations soulèvent de graves questions éthiques.

Des recherches récentes suggèrent que le vaccin contre le papillomavirus humain (HPV) a pour effet secondaire involontaire de réduire considérablement la fertilité. Une étude recueillant des

295. Vinnedge, D. Vaccines from Abortion – Time to Report the Truth! 20 Mai 2019. https://cogforlife.org/2019/05/20/vaccinetruth/ Consulté le 27 Mai 2019.

données sur les taux de fécondité chez les femmes âgées de 25 à 29 ans aux États-Unis a montré une corrélation positive entre l'infertilité et le fait d'avoir reçu une ou plusieurs doses du vaccin anti-papillomavirus. Parmi les 8 millions de femmes qui ont fourni des données sur leurs grossesses, 60 % de celles n'ayant pas reçu le vaccin anti-papillomavirus ont été enceintes au moins une fois, alors que seulement 35 % des femmes ayant reçu le vaccin l'ont été. L'étude a également indiqué que la probabilité pour qu'une femme devienne enceinte diminue à chaque rappel vaccinal. Les femmes qui n'avaient reçu qu'une seule des trois doses avaient une probabilité légèrement réduite de grossesse, tandis que les femmes qui avaient reçu les trois doses avaient plus de trois fois moins de chances de concevoir[296].

En plus de ces statistiques, des études de cas font leur apparition et montrent une insuffisance ovarienne primaire ou prématurée (IO) associée au vaccin anti-papillomavirus[297,298]. L'IO a été définie comme «le début de la ménopause avant l'âge de 40 ans» et il a été postulé qu'elle peut se produire par un mécanisme auto-immunitaire[299]. Des études supplémentaires sont nécessaires pour confirmer s'il s'agit du mécanisme de la diminution d'incidence des grossesses signalée chez les femmes qui ont reçu le vaccin, mais il s'agit d'un candidat biologique solide. Cela suggère également que la stérilité induite par le vaccin HPV est susceptible d'être permanente.

Bien que la stérilité après un vaccin contre le HPV puisse être un effet secondaire non intentionnel, il existe d'autres vaccins qui visent ouvertement à perturber la fertilité des femmes. Ces vaccins

296. DeLong, Gayle. A lowered probability of pregnancy in females in the USA ages 25-29 who received a human papillomavirus injection. *Journal of Toxicology and Environmental Health,* 2018; 81(14): 661-674.
297. Little and Ward. Adolescent Premature Ovarian Insufficiency Following Human Papillomavirus Vaccination. *Journal of Investigative Medicine High Impact Case Reports,* 2014 Octobre-Dec: 1-12. DOI: 10.1177/2324709614556129
298. Colafrancesco, *et al.* Human Papillomavirus Vaccine and Primary Ovarian Failure: Another Facet of the Autoimmune/Inflammatory Syndrome Induced by Adjuvants. *American Journal of Reproductive Immunology,* 2013. DOI: 10.1111/aji.12151
299. DeLong, Gayle. A lowered probability of pregnancy in females in the USA ages 25-29 who received a human papillomavirus injection. *Journal of Toxicology and Environmental Health,* 2018; 81(14): 661-674.

sont généralement administrés dans les pays du tiers monde et leur effet stérilisant n'est pas divulgué. Un cas récent notable s'est produit au Kenya, où l'on a découvert que des vaccins antitétaniques administrés lors d'une campagne en 2014 contenaient des agents stérilisants[300]. Ces vaccins ont été mis au point et diffusés par l'Organisation Mondiale de la Santé qui recherche, depuis le milieu des années 70, des méthodes de contrôle des naissances par la vaccination[301]. Ce qui est particulièrement troublant dans ce cas, c'est que les vaccins administrés ciblaient principalement les femmes en âge de procréer, sans recueillir leur consentement éclairé sur la nature contraceptive des flacons de vaccins. Bien que l'OMS ait contesté cette accusation, il n'en reste pas moins que les flacons de vaccin obtenus par les chercheurs kenyans se sont révélés positifs à la gonadotrophine chorionique humaine (hCG), une substance chimique qui provoque des fausses couches et la stérilité lorsqu'elle est administrée en même temps que l'anatoxine tétanique[302]. Ce n'est pas la première fois qu'une telle campagne de vaccination est menée auprès d'une population ne se doutant de rien : des tentatives similaires ont été faites au Mexique, au Nicaragua et aux Philippines[303].

Administration sans nécessité

On pourrait faire valoir que l'administration de vaccins est généralement inutile ; mais même si l'on admet que des vaccins devraient être administrés, il existe un certain nombre de pratiques douteuses concernant le nombre et le calendrier des vaccinations. Les rappels du ROR, par exemple, ne sont pas administrés pour augmenter la durée de l'immunité contre la rougeole, les oreillons ou la rubéole, mais pour tenter de provoquer une réponse immunitaire chez les enfants qui ont connu un échec lors du premier vaccin[304]. Le Dr Robert Sears estime que cet échec

300. Oller JW, *et al.* HCG Found in WHO Tetanus Vaccine in Kenya Raises Concern in the Developing World. *Open Access Library Journal*, 2017, Vol 4, e3937.
301. *Ibid.* : voir aussi les notes 4-24 dans le même article
302. *Ibid.* Et aussi, communication personnelle avec l'auteur Wahome Ngare.
303. *Ibid.*
304. Sears RW. *The Vaccine Book*. New York: Little, Brown and Company, 2011, p. 93.

se produit chez environ 5 % des enfants (bien que, comme nous l'avons vu dans une section précédente, il puisse atteindre 15 % des enfants). Quelles que soient les statistiques exactes, la grande majorité des enfants qui reçoivent une deuxième injection de ROR (85-95 %) reçoivent une dose absolument inutile du vaccin, avec tous les risques que cela comporte; et l'usage courant n'est pas de dépister les taux d'anticorps protecteurs chez les enfants avant d'administrer ces rappels, mais de les administrer sans discernement à tous les individus.

Les vaccins contre l'hépatite B (HepB) et le HPV soulèvent également des questions éthiques quant à la nécessité et au moment de leur administration. Le vaccin contre l'hépatite B est administré à la plupart des nourrissons dans les jours qui suivent la naissance. Mais la maladie contre laquelle le vaccin protège est principalement transmise par l'utilisation de drogues par voie intraveineuse ou par le fait d'avoir plusieurs partenaires sexuels. Les nouveau-nés ne sont exposés à aucun de ces modes de transmission. Il existe cependant un risque important de transmission d'une mère infectée à son enfant pendant l'accouchement; mais il existe des médicaments immunosuppresseurs qui réduisent ce risque de transmission presque à zéro[305]. Bien que les enfants soient encore quelque peu susceptibles de contracter la maladie d'un parent infecté (environ une chance sur trois), l'incidence de l'hépatite B dans la population générale est assez faible (environ 1 %)[306]. Cela signifie qu'environ 99 % des nourrissons qui reçoivent ce vaccin ne risquent pas de contracter la maladie au moment où ils sont vaccinés; ils sont également plus exposés à un risque d'échec du rappel vaccinal s'ils évoluent dans une population à haut risque à l'adolescence ou chez les jeunes adultes.

Les vaccins anti-papillomavirus, qui protègent contre une autre maladie sexuellement transmissible, sont souvent considérés par les parents comme inutiles, voire comme un encouragement des enfants à la promiscuité sexuelle. Ces vaccins sont recommandés pour les adolescents de 11 à 18 ans, mais sont approuvés

305. *Ibid.*, p. 47-53.
306. *Ibid.*, p. 47-51.

pour les enfants dès l'âge de neuf ans et pour les adultes jusqu'à 26 ans[307, 308]. Bien que le HPV soit une infection courante chez les personnes sexuellement actives, le vaccin ne protège que contre neuf souches du virus (au maximum) et peut en fait conduire les individus à courir un plus grand risque d'attraper les autres souches s'ils adoptent un comportement sexuel à risque. C'est une situation courante chez les jeunes qui pensent être «protégés» par leur vaccination. Outre ces préoccupations, des questions se posent quant à la sécurité et à l'efficacité des vaccins anti-papillomavirus, en particulier le Gardasil® de Merck. Gardasil® a l'une des fréquences les plus élevées d'effets indésirables signalés au système de notification des effets indésirables des vaccins (VAERS)[309] et est associé à des dommages neurologiques, des attaques auto-immunes et même à la mort. Il s'agit d'un arbitrage risqué à faire pour une maladie facilement évitable par une modification du comportement (laquelle n'a pas d'effets secondaires mettant la vie en danger).

En outre, le fait que le vaccin contre le HPV soit commercialisé comme un antidote au cancer du col de l'utérus dépasse les limites de la crédulité. Il a été prouvé qu'un frottis vaginal régulier permet de réduire de 70 % les décès dus au cancer du col de l'utérus[310]. La mise en œuvre de ce type de dépistage dans des pays où les taux de mortalité sont encore élevés aurait probablement un impact bien plus positif que n'importe quelle campagne de vaccination. À l'inverse, la mise en œuvre d'une vaccination de masse aux États-Unis n'aurait probablement pas d'effet significatif sur le taux de mortalité, même si le vaccin protégeait contre le cancer, en raison de l'usage déjà fréquent du frottis cervical aux États-Unis. Toutefois, rien ne permet de penser que le vaccin ait un quelconque impact positif sur l'incidence du cancer du col de l'utérus. Étant donné que

307. *Ibid.*, p. 154.
308. CDC. Recommended Child and Adolescent Immunization Schedule for ages 18 years or younger, United States, 2020. 3 Février 2020. https://www.cdc.gov/vaccines/schedules/hcp/imz/child-adolescent.html#note-hpv Consulté le 20 Avril 2020
309. Tomljenovic L and Shaw CA. Too Fast or Not Too Fast: The FDA's Approval of Merck's HPV Vaccine Gardasil. *Conflicts of Interest in the Practice of Medicine*, 2012 Fall: 673-681.
310. *Ibid.*

ce type de cancer peut prendre des décennies à se développer, et que le suivi des premiers essais de sécurité du vaccin anti-papillomavirus Gardasil® de Merck n'a duré que cinq ans, il n'y avait aucun moyen de détecter un quelconque impact, favorable ou défavorable, sur les taux de cancer du col de l'utérus. Au lieu de cela, Merck a examiné les lésions précancéreuses à titre de critère de substitution[311]. Normalement, beaucoup de ces lésions se résorbent sans aucun traitement et ne se transforment pas en cancer[312], ce qui en fait un indicateur particulièrement trompeur sur l'efficacité anticancéreuse du vaccin.

S'il n'est pas déraisonnable de conclure, sur la base de notre discussion antérieure sur la sécurité et les vaccins, que toute administration de vaccins est inutile, il est troublant que les institutions médicales se sentent aussi à l'aise pour les administrer sans nécessité, même si les vaccins étaient totalement sûrs et efficaces.

Problèmes éthiques concernant la fabrication des vaccins

La méthode utilisée pour mener les essais sur la sécurité des vaccins est un autre domaine qui soulève de nombreuses questions éthiques. La rétention des données d'essais pharmaceutiques, biaisée pour ne publier que les résultats positifs, est un problème omniprésent en médecine. Parfois, les essais qui montrent peu ou pas de bénéfice pour un médicament ne sont jamais publiés. Dans d'autres cas, les essais sont arrêtés précocement ou sont trop brefs dès leur conception; les essais sont effectués contre un «placebo»* qui n'aide pas vraiment les chercheurs à identifier les éventuelles réactions indésirables au médicament étudié; le principal résultat est modifié pendant ou après l'essai; ou il n'y a pas assez de participants pour déterminer quoi que ce

311. *Ibid.*
312. Ostor AG. Natural History of Cervical Intraepithelial Neoplasia: A Critical Review. *Int J Gyn Path,* 1993; 12(2): 186-192.

* Ndlr. Par exemple un « placebo » comportant les adjuvants utilisés dans le vaccin à l'étude.

soit, sinon des effets secondaires extrêmement courants[313]. Les vaccins ne font pas exception à cette fâcheuse tendance.

Le Dr Robert Sears identifie quatre problèmes majeurs dans les études sur la sécurité des vaccins, qui n'ont pas été considérés de manière adéquate :[314]

1. Les vaccins ne sont pas nécessairement étudiés séparément. Les vaccins contre le Hib, le pneumocoque et la polio, ainsi qu'une version du vaccin DTC ou DTaP, ont été testés uniquement en combinaison avec d'autres vaccins. Il est donc beaucoup plus difficile de déterminer s'il y a des réactions indésirables au nouveau vaccin. Toute différence statistiquement significative dans les réactions indésirables entre le groupe de contrôle et le groupe expérimental peut être masquée par les réactions aux autres vaccins utilisés dans l'étude.

2. Inversement, de nombreux vaccins ne sont pas étudiés en combinaison avec les vaccins spécifiques avec lesquels ils sont systématiquement administrés. Certains essais, correspondant à des études isolées sur les nouveaux vaccins, comprennent les vaccins contre le HPV, l'hépatite B, le DTP ou Tdap, la varicelle et le méningocoque, ainsi qu'une autre version du vaccin DTaP. Ces vaccins sont systématiquement administrés avec plusieurs autres vaccins lors des consultations médicales ; pourtant aucun essai n'a été effectué pour déterminer s'il existait un effet synergique entre les différents vaccins ciblés qui sont administrés simultanément.

3. Les vaccins sont souvent étudiés sur de très petits échantillons. Il est donc difficile, voire impossible, d'identifier les effets secondaires qui ne sont pas extrêmement fréquents. Ceci interdit de déterminer les effets secondaires rares.

4. De nombreux vaccins sont étudiés dans le cadre d'essais qui ne comportent pas de contrôle placebo approprié. Il est donc

313. Pour un examen détaillé de cette question, voir : Goldacre B. *Bad Pharma*. New York: Faber and Faber, 2012.
314. Sears RW. *The Vaccine Book*. New York: Little, Brown and Company, 2011, p. 183-191.

impossible de déterminer si l'administration du vaccin est aussi sûre que son absence.

Ce dernier point mérite d'être examiné plus en détail, car des essais correctement contrôlés constituent l'étalon de référence en matière de recherche médicale. Le Dr Richard Moskowitz, MD, a compilé des données sur les placebos et sur les rapports d'effets indésirables des essais sur la sécurité des vaccins à partir de 2017, et ses données sont résumées dans le tableau 3 ci-dessous[315]. Le Dr Moskowitz fait une distinction importante entre la période de temps utilisée par le fabricant pour l'enregistrement des effets indésirables «sollicités» (les quelques maladies que le CDC a acceptées comme étant directement liées à des vaccins spécifiques, comme l'anaphylaxie) et les effets indésirables «non sollicités» (une catégorie fourre-tout pour tout ce que les patients ou leurs parents remarquent et choisissent de signaler aux chercheurs responsables de l'étude). Comme pour beaucoup d'autres processus d'auto-déclaration, il est probable que les réactions non sollicitées qui sont signalées soient nettement moins nombreuses que les réactions réelles qui se produisent chez les patients inclus dans l'étude.

Outre les questions liés aux placebos et le manque général d'études contrôlées, les conflits d'intérêts dans les études sur la sécurité des vaccins posent un énorme problème. Ces études sont généralement financées par les fabricants de vaccins eux-mêmes, qui fixent en dernier ressort qui a accès aux données produites et comment ces données seront finalement communiquées. Des méthodes douteuses de modification des études pendant ou après la collecte des données ont été signalées pour nombre de ces études[316,317].

315. Moskowitz R. *Vaccines: A Reappraisal.* New York: Skyhorse Publishing, 2017, p. 34-36. Toutes les données des essais cliniques sont publiées sur les notices des vaccins et peuvent être demandées avant toute vaccination aux médecins ou au fabricant.
316. *Ibid.*, p. 39-41.
317. Sears RW. *The Vaccine Book.* New York: Little, Brown and Company, 2011, p. 187-191. Pour une discussion plus complète sur les conflits d'intérêts dans la recherche pharmaceutique en général, veuillez consulter: Goldacre B. *Bad Pharma.* New York: Faber and Faber, 2012.

Tableau 3 : Données d'essais de vaccins sur l'utilisation de placebos et l'enregistrement des effets secondaires indésirables

Vaccin	Marque et fabricant	Placebo utilisé	Réactions indésirables sollicitées acceptées pendant :	Réactions indésirables non sollicitées acceptées pendant :
DTaP	Adacel, Sanofi-Pasteur	Pas d'études de contrôle	14 jours	6 mois
Influenza, quadrivalent	Fluarix, GlaxoSmithKline	Vaccin grippal Sanofi-Pasteur	7 jours	21 jours
Hépatite B	Engerix, GlaxoSmithKline	Pas d'études de contrôle	4 jours	Information non disponible
Hépatite B	Recombivax HB, Merck	Pas d'études de contrôle	5 jours	Information non disponible
Hib	Hiberix, GlaxoSmithKline	Merck, Wyeth, ou vaccin Sanofi-Pasteur Hib et 2 autres vaccins	4 jours	Information non disponible
Hib Liquide	Pedvax, Merck	Version lyophilisée du vaccin Hib et 2 autres vaccins	3 jours	Information non disponible
HPV	Cervarix, GlaxoSmithKline	Vaccin contre l'hépatite A	7 jours	30 jours
HPV	Gardasil, Merck	320 sujets avec solution saline ; 3 470 sujets avec adjuvants	14 jours	

Vaccin	Marque et fabricant	Placebo utilisé	Réactions indésirables sollicitées acceptées pendant :	Réactions indésirables non sollicitées acceptées pendant :
Rougeole, Oreillons, et Rubéole	MMRII, Merck	Pas d'études de la sécurité	Information non disponible	Information non disponible
Pneumocoque, 23-valent	Pneumovax 23, Merck	0.25 % phénol	5 jours	Information non disponible
Pneumocoque, 7-valent	Prevnar, Wyeth Pfizer	Pas d'études de de contrôle aléatoires	48 heures	1 an
Polio, inactivé	IPV: IPOL, Sanofi-Pasteur	Vaccin DTP	48 heures	Information non disponible
Rotavirus	Rotarix, GlaxoSmithKline	Placebo non spécifié	7 jours	Information non disponible
Rotavirus	RotaTeq, Merck	Placebo non spécifié	42 jours	42 jours
Varicelle	Varivax, Merck	Placebo non spécifié	42 jours	Information non disponible
Herpès Zoster	Zostavax, Merck	Placebo non spécifié	5 jours	5 ans

L'interprétation des résultats des études peut être une autre source d'erreur, même si les résultats sont correctement communiqués. Par exemple, de nombreuses études sur les vaccins concluent qu'il n'y a pas suffisamment de preuves pour établir un lien de cause à effet entre un vaccin donné et un effet indésirable particulier[318]. Ce résultat est alors rapporté comme une conclusion que le vaccin est «sûr», plutôt que de reconnaître que ***les essais ont été insuffisants pour établir la sécurité*** *pour cette même raison qu'ils étaient insuffisants pour établir un préjudice.*

Les vaccins au Tribunal : Une autre question d'éthique

Parallèlement à la création du système de déclaration VAERS, le Congrès américain a également instauré le Programme d'indemnisation des victimes de vaccins (VICP) afin de permettre aux parents d'enfants victimes des vaccins d'obtenir réparation des dommages causés à leur enfant, tout en protégeant les fabricants de vaccins contre des poursuites judiciaires coûteuses. Cette protection juridique est propre aux fabricants de vaccins (les dommages causés par tous les autres médicaments ou dispositifs médicaux peuvent être réclamés par le biais du système judiciaire habituel) et a été créée au milieu des années 1980 pour inciter les fabricants à continuer à produire des vaccins après que le vaccin DTC a été jugé gravement dommageable pour ceux qui le recevaient[319]. Le Congrès a affirmé que l'objectif du VICP était «d'établir un programme de réparation sans examen de la responsabilité, dans le cadre duquel des indemnités peuvent être versées rapidement, facilement, avec certitude et générosité aux personnes accidentées par le vaccin»[320].

318. Institute of Medicine 2012. Adverse Effects of Vaccines: Evidence and Causality. Washington, DC: The National Academies Press. https://doi.org/10.17226/13164.
319. Moskowitz, Richard MD. *Vaccines: A Reappraisal.* New York: Skyhorse Publishing, 2017, p. 122-123.
320. H.R. Rep. No. 98-908 at 3(1986), reprinted in 1986 U.S.C.C.A.N.6344.
cf. Holland M, Conte L, Krakow R, Colin L. Unanswered Questions from the Vaccine Injury Compensation Program: A Review of Compensated Cases of Vaccine-Induced Brain Injury. Pace Environmental Law Review, 2011 Winter; 28(2): Citation 19.

Bien que l'intention de créer ce programme ait été louable, son exécution a connu de nombreux problèmes dès le début.

Le Dr Richard Moskowitz a exposé les conditions nécessaires pour pouvoir prétendre répondre aux critères pour l'indemnisation par le VICP dans son livre *Vaccins: Un réexamen*. Il indique que pour pouvoir prétendre qu'un vaccin est à l'origine d'un événement indésirable, il faut que les six conditions suivantes soient remplies[321]:

1. La date exacte d'apparition de l'événement est connue et peut être corrélée avec le moment précis de la vaccination.
2. L'événement indésirable est un événement qui a été décrit précédemment comme une issue possible pour ce vaccin particulier.
3. Il existe un mécanisme «biologiquement plausible» pour l'apparition de l'événement indésirable (mécanisme reconnu par l'ensemble de la communauté scientifique).
4. Les tests de laboratoire peuvent confirmer un lien entre le vaccin et l'événement indésirable.
5. Une réactivation du système par le vaccin ou une dose de rappel entraîne le même événement indésirable.
6. Des essais cliniques contrôlés confirment que cet événement indésirable a été observé lors des tests de sécurité du vaccin.

Comme le Dr Moskowitz l'a clairement indiqué, il existe un certain nombre de raisons pour lesquelles ces critères stricts excluent pratiquement tout événement indésirable de son acceptation par le VICP. L'apparition de maladies complexes, comme les allergies et les affections auto-immunes dont il a été question plus haut, est souvent compliquée à classer chronologiquement, en particulier si les parents n'étaient pas sur le qui-vive pour rechercher les symptômes après une vaccination. Le deuxième et le sixième point empêchent effectivement le VICP et le système VAERS (qui utilise un tableau des événements à déclaration

321. Moskowitz, Richard MD. *Vaccines: A Reappraisal*. New York: Skyhorse Publishing, 2017, p.124-125.

obligatoire remarquablement similaire[322]) de reconnaître toute nouvelle affection associée à un vaccin – le VICP et la VAERS sont ainsi rendus inutiles en pratique en qualité de pharmacovigilance sur la sécurité post-commercialisation des vaccins, ce qui faisait pourtant partie de l'objectif lors de leur création. De nombreuses maladies auto-immunes, ainsi que l'autisme, sont exclues par l'exigence de «plausibilité biologique», car on sait peu de choses sur la manière dont ces affections se développent réellement et on ne peut guère conclure sur le mécanisme biologique lié à une éventuelle cause vaccinale de ces affections. La confirmation en laboratoire d'un lien entre l'événement et le vaccin n'est pas contestable, mais elle est peu pratique et rarement effectuée; elle est souvent utilisée après coup pour que des cas soient écartés d'une soumission au VICP. Le cinquième point est à la fois absurde et odieux; réexposer un enfant qui a déjà réagi négativement à quelque chose est le comble de la faute médicale, et écarte implicitement les enfants qui sont morts suite à l'administration d'un vaccin (puisqu'ils ne sont pas disponibles pour une nouvelle expérimentation)[323].

De 1988 à juillet 2015, seules 16 038 demandes ont été déposées au VICP[324], contre 435 120 rapports d'événements au VAERS entre juillet 1990 (la première date disponible à laquelle des recherches ont pu être effectuées) à juillet 2015[325]. Même si seulement 10 à 15 % des événements signalés au VAERS sont des effets indésirables graves, comme l'a affirmé le Dr Sears[326], cela signifie qu'au plus 1/3 de tous les effets indésirables graves sont pris en compte par le VICP. Sur les 16 038 réclamations qui ont été signalées, seules 4 150 ont été indemnisées – soit environ 1⁄4 des cas portés devant les tribunaux, et au plus 1/11 de tous les événements indésirables graves qui sont signalés. Si l'on garde

322. *Ibid.*, p. 129.
323. *Ibid.*, p. 125-127. Tous les points pertinents que j'ai évoqués ci-dessus sont résumés à partir des arguments du Dr Moskowitz.
324. *Ibid.*, p. 136.
325. CDC. The Vaccine Adverse Events Reporting System Results. Reports submitted July 1990 to July 2015.
https://wonder.cdc.gov/controller/datarequest/D8;jsessionid=A096275431E3BE76010B6F-1F8E2225B2 Consulté le 28 Octobre 2019.
326. Sears RW. *The Vaccine Book*. New York: Little, Brown and Company, 2011, p. 192.

à l'esprit que le système VAERS ne représente que 1 à 10 % des réactions réelles aux vaccins, il est possible que moins de 0,1 % de toutes les lésions graves dues à la vaccination soient effectivement indemnisées. C'est un taux terriblement bas pour une organisation qui prétend faciliter et accélérer le recours juridique des patients pour cette forme de lésion iatrogène.

La réponse au coronavirus et la vaccination

Si une intervention fait suspecter un risque quelconque de nocivité, la charge de la preuve qu'elle **n'est pas** nuisible doit incomber à ceux qui la recommandent.

Dr. Paul Thomas, MD[327]

Au mois de novembre 2020, il semble presque déraisonnable d'écrire longuement sur la question de la vaccination et de ne pas inclure une discussion sur le possible vaccin contre le coronavirus apparu en 2019, le SARS CoV-2, qui sera probablement commercialisé pour le public dans les mois à venir. Avant d'entamer cette partie de la discussion, il convient tout d'abord de noter que la précipitation à publier des articles sur le SARS-CoV-2, y compris dans des revues qui ne sont pas soumises à comité de lecture, a entraîné une grande confusion sur la nature du virus et son impact réel sur les populations. Il y a également une grande confusion sur la COVID 19, une maladie associée à l'infection par le CoV-2 du SRAS. Cette confusion est encore renforcée par l'utilisation interchangeable des termes «coronavirus» et «COVID-19», ainsi que par l'utilisation du terme «coronavirus» pour désigner spécifiquement le CoV-2-SARS, alors que sept coronavirus infectent l'homme (dont quatre sont des infections courantes qui provoquent des symptômes bénins semblables à ceux du rhume banal)[328].

327. Thomas P and Margulis J. *The Vaccine-Friendly Plan*. New York: Ballantine Books, 2016, p. 25.
328. National Institutes of Health: National Institute of Allergy and Infectious Diseases. Coronaviruses. 19 Mai 2020. https://www.niaid.nih.gov/diseases-conditions/coronaviruses. Consulté le 26 Septembre 2020. Voir aussi: Center for Disease Control. Human Coronaviruses. National Center for Immunization and Respiratory Diseases (NCIRD), Division of Viral Diseases. 15 Février 2020. https://www.cdc.gov/coronavirus/types.html. Consulté le 26 Septembre 2020.

La terminologie utilisée ici peut sembler un peu inhabituelle, mais afin de ne pas ajouter à la confusion, les coronavirus en question seront désignés par leur nom propre : SARS-CoV-2 est le coronavirus 2019, SARS-CoV a commencé à circuler en 2003 et est associé au syndrome respiratoire aigu sévère (SRAS), et MERS-CoV a commencé à circuler en 2012 et est associé au syndrome respiratoire du Moyen-Orient (MERS).

Les questions relatives à la nature du virus SARS-CoV-2 et à ses effets seront mieux traitées avec le temps et par d'autres auteurs qui ont plus d'expérience épidémiologique. Malgré tout, bien que l'on ignore encore beaucoup de choses sur la nature et les effets de ce virus spécifique, de nombreuses recherches ont été menées au cours des dix dernières années pour mettre au point des vaccins contre d'autres coronavirus, notamment les responsables du SRAS et du MERS – ce qui devrait contribuer à éclairer notre réponse aux propositions de vaccins actuellement en cours de développement. Il existe également des preuves historiques qui suggèrent que les vaccins à développement rapide produits en masse ne sont probablement pas sûrs. En ce qui concerne ce dernier point, quelques exemples récents de vaccins à délai d'exécution extrêmement court seront très révélateurs.

Des délais trop courts pour la mise au point des vaccins aboutissent à des vaccins dangereux

Le vaccin anti-papillomavirus Gardasil® a fait l'objet d'une procédure accélérée par la FDA et a été approuvé en six mois seulement[329]. L'approbation eut lieu avant que des essais de sécurité adéquats aient été réalisés sur ce vaccin ; des essais d'innocuité post-homologation ont ensuite été effectués en Inde sur une population d'environ 30 000 filles de milieux tribaux, âgées de 9 à 15 ans,

329. Whitman H, Cajigal S. Timeline: 10 Years of the HPV Vaccine. *Medscape*. 05 Août 2016. https://www.medscape.com/viewarticle/866964. Consulté le 21 Septembre 2020.

provenant de deux sites différents[330]. Six décès ont été signalés en relation avec les vaccinations[331]. D'autres effets indésirables graves ont été détaillés dans une enquête menée par un groupe de défense des droits des femmes en Inde :

> Beaucoup de jeunes filles vaccinées continuent de souffrir de maux d'estomac, de maux de tête, de vertiges et d'épuisement. On a signalé l'apparition précoce des menstruations, des saignements abondants et de graves crampes menstruelles, des sautes d'humeur extrêmes, de l'irritabilité et des malaises après la vaccination. Aucun suivi ou contrôle systématique n'a été effectué par ceux qui ont fourni les vaccins[332].

Diverses sources d'information font état d'un taux d'événements indésirables dans les essais qui ont été menés en Inde, variant de 1 sur 133 individus[333] à 1 sur 19[334]. Bien que ces taux soient probablement plus élevés qu'ils ne l'auraient été aux États-Unis, ils restent alarmants en raison de la pauvreté et des carences nutritionnelles de nombreuses jeunes filles ayant participé à l'étude post-homologation[335]. Rien qu'à partir de ces rapports, il semble assez clair que le vaccin aurait dû être testé beaucoup plus rigoureusement et n'aurait pas dû être aussi rapidement approuvé pour une administration massive. Lorsque l'on confronte ces données

330. Kumar, KPN. Controversial vaccine studies: Why is Bill & Melinda Gates Foundation under fire from critics in India? Economic Times. 31 Août 2014. https://economictimes.indiatimes.com/industry/healthcare/biotech/healthcare/controversial-vaccine-studies-why-isbill-melinda-gates-foundation-under-fire-from-critics-inindia/articleshow/41280050.cms?utm_source=contentofinterest&utm_medium=text&utm_campaign=cppst. Consulté le 26 Septembre 2020.
331. Sama. Fact Finding of HPV Vaccine 'demonstration project' in Andhra Pradesh. http://www.samawomenshealth.in/fact-finding-of-hpv-vaccine-demonstration-project-in-andhra-pradesh/ Consulté le 26 Septembre 2020.
332. *Ibid.*
333. Kumar, KPN. Controversial vaccine studies: Why is Bill & Melinda Gates Foundation under fire from critics in India? Economic Times. 31 Août 2014. https://economictimes.indiatimes.com/industry/healthcare/biotech/healthcare/controversial-vaccine-studies-why-is bill-melinda-gates-foundation-under-fire-from-critics-in india/articleshow/41280050.cms?utm_source=contentofinterest&utm_medium=text&utm_campaign=cppst. Consulté le 26 Septembre 2020.
334. Mehta K, Bhanot N, Rao VR. Supreme Court Pulls Up Government Of India Over Licensing And Trials With «Cervical Cancer» Vaccines. Countercurrents. 07 Janvier 2013. https://www.countercurrents.org/mehta070113.htm. Consulté le 26 Septembre 2020.
335. Sharma K. The Other Half: Uninformed Consent. The Hindu. 17 Avril 2010. https://www.thehindu.com/opinion/columns/Kalpana_Sharma/The-Other-Half-Uninformed consent/article 16123576.ece Consulté le 12 Mai 2020.

avec la discussion précédente sur les risques de stérilité associés au vaccin anti-papillomavirus, il devient encore plus clair que le développement rapide d'un vaccin est imprudent et dangereux.

Un autre exemple de vaccin dont la production a été précipitée nous conduira à des conclusions similaires: il s'agit du vaccin contre la grippe porcine de 1976. La mort d'un jeune soldat à Fort Dix, en février 1976, suivie de l'isolement d'une nouvelle souche de grippe porcine circulant parmi les soldats, fit craindre une pandémie semblable à celle de 1918[336]. La réaction du gouvernement américain a consisté à lancer une campagne de vaccination de tous les citoyens américains; une loi encourageant la production de vaccins est entrée en vigueur en avril[337]. Les vaccinations ont commencé le 1er octobre[338], malgré le fait qu'il n'y ait eu aucun cas confirmé de grippe porcine – dans le monde entier – au-delà de la poignée observée à Fort Dix[339]. Les premières études sur les vaccins candidats étaient suffisamment prometteuses pour que la campagne puisse aller de l'avant. Cependant, une formulation de vaccin différente de celle qui avait été testée sur le terrain a été utilisée pendant la campagne, selon l'aveu du Dr David Sencer (alors à la tête du CDC); cette nouvelle formulation n'avait pas été testée dans le cadre d'essais cliniques[340]. Le Dr Michael Hatwick, qui a conseillé le CDC sur les questions de sécurité lors de la campagne de 1976, avait notifié à ce bureau le risque de dommages neurologiques associés au vaccin, mais ses avertissements sont restés lettre morte[341].

La campagne fut un désastre complet:

> Le programme de lutte contre la grippe porcine fut entaché par une série de problèmes logistiques allant de la production d'une mauvaise souche de vaccin à un conflit sur la responsabilité, en passant

336. Dehner G. WHO Knows Best? National and International Responses to Pandemic Threats and the «Lessons» of 1976. *Journal of the History of Medicine and Allied Sciences*, 2010, 64(4), 478-513.
337. Eschner K. The Long Shadow of the 1976 Swine Flu Vaccine 'Fiasco'. Smithsonian Magazine. 6 Février 2017. https://www.smithsonianmag.com/smart-news/long-shadow-1976-swine-flu-vaccine-fiasco-180961994/ Consulté le 26 Septembre 2020.
338. *Ibid.*
339. Wallace M. The Swine Flu Fraud of 1976. *60 minutes*. En ligne à: https://www.youtube.com/watch?v=Ydx_ok6gyiY Consulté le 26 Mai 2020.
340. *Ibid.*
341. *Ibid.*

> par un lien chronologique entre le vaccin et un ensemble de décès parmi une population de personnes âgées à Pittsburgh. Le reproche le plus accablant fait au programme de vaccination fut que les injections étaient corrélées à une augmentation du nombre de patients atteints d'une obscure maladie neurologique connue sous le nom de syndrome de Guillain-Barré (SGB). Le programme fut interrompu lorsque l'augmentation statistique fut détectée, mais le *New York Times* finit par qualifier le programme de « fiasco » car la pandémie redoutée n'était jamais apparue[342].

Un documentaire réalisé par *60 minutes* et exposant les problèmes liés à la campagne de vaccination a rapporté que 46 millions d'Américains reçurent le vaccin, et 4 000 ont réclamé des dommages et intérêts dans un procès intenté contre le gouvernement fédéral[343]. Les fabricants de vaccins eux-mêmes étaient exonérés de toute responsabilité, car ils avaient lancé un ultimatum aux législateurs pour obtenir d'eux une indemnisation des dommages au cas où le vaccin s'avérerait avoir des effets secondaires indésirables[344]. Les deux tiers des litiges des plaignants concernaient des dommages neurologiques, dont un grand nombre pour le SGB. En 2020, les CDC reconnaissent toujours ce risque de SGB associé au vaccin antigrippal, bien que leur site internet tente de minimiser la gravité du problème[345]. Le risque de développer un SGB suite au vaccin à production rapide de 1976 était dix fois plus élevé qu'avec le vaccin contre la grippe saisonnière[346].

Une partie de la tragédie, dans ces séquelles liées aux vaccins, est que l'épidémie attendue ne s'est jamais présentée. Il est intéressant de noter que des tentatives avaient été faites pour combattre par la vaccination deux pandémies grippales antérieures,

342. Dehner G. WHO Knows Best? National and International Responses to Pandemic Threats and the «Lessons» of 1976. *Journal of the History of Medicine and Allied Sciences*, 2010, 64(4), 478-513.
343. Wallace M. The Swine Flu Fraud of 1976. *60 minutes*. Consultable sur : https://www.youtube.com/watch?v=Ydx_ok6gyiY Consulté le 26 Mai 2020.
344. Sencer DJ, Millar JD. Reflections on the 1976 Swine Flu Vaccination Program. *Emerging Infectious Diseases, 2006* Jan, 12(1), 29-33.
345. Center for Disease Control. Guillain-Barré Syndrome and Vaccines. 14 Août 2020. https://www.cdc.gov/vaccinesafety/concerns/guillain-barre syndrome.html#:~:text=When %20 there %20has %20been %20an,the %20flu %20than %20after %20vaccination. Consulté le 26 Septembre 2020.
346. *Ibid.*

en 1957 et 1968. Dans les deux cas, les infections ont atteint un pic **avant** que les vaccins puissent être développés et administrés à un nombre suffisant d'individus[347]. Il se peut que nous observions une situation similaire avec le coronavirus SARS-CoV-2; comme cela a été régulièrement documenté, les prévisions d'épidémies virales sont à peu près aussi peu fiables que les prévisions météorologiques, et ceux qui prédisent une résurgence effective des infections à coronavirus à l'automne 2020 peuvent être aussi mal avisés que les faux-prophètes de la pandémie de 1976.

Vaccins contre les coronavirus : 17 ans de tentatives infructueuses

Outre les préoccupations d'ordre général qui concernent la production hâtive d'un vaccin, il existe beaucoup de raisons de penser qu'il pourrait être particulièrement difficile de développer des vaccins contre les membres du groupe de virus auquel appartient le coronavirus SARS-CoV-2.

Le SRAS a été la première maladie de portée internationale à être causée par un coronavirus. Le virus s'est propagé à partir de Chine en 2002, avec un pic de cas en 2003 (date à laquelle le SRAS a été qualifié de pandémie)[348]. Le premier candidat pour un vaccin contre le SRAS-CoV a commencé les essais cliniques en Chine en 2005[349]. Quinze ans plus tard, nous sommes toujours sans vaccin coronavirus sûr et efficace contre le SRAS-CoV. Malgré sa simplicité, ce point ne peut être négligé : il est presque insensé de penser qu'un vaccin sûr et efficace puisse être développé pour le SARS-CoV-2 en moins d'un an alors que les chercheurs ont rencontré une décennie et demie d'échecs en travaillant sur des candidats vaccins pour un virus très similaire.

347. Dehner G. WHO Knows Best? National and International Responses to Pandemic Threats and the «Lessons» of 1976. *Journal of the History of Medicine and Allied Sciences*, 2010, 64(4), 478-513.
348. Song Z, Xu Y, Bao L, *et al.* From SARS to MERS, Thrusting Coronaviruses into the Spotlight. *Viruses*. 2019 Jan 14;11(1):59. doi: 10.3390/v11010059.
349. Jiang S, He Y, Liu S. SARS vaccine development. *Emerg Infect Dis.* 2005;11(7):1016-1020. doi:10.3201/1107.050219.

Nous n'avons pas non plus de vaccin contre le MERS-CoV, un autre coronavirus qui a attiré l'attention de la communauté internationale après avoir été isolé chez un homme d'Arabie saoudite, mort d'une pneumonie en 2012[350]. Le taux de létalité du SRAS est d'environ 10 %, tandis que celui du MERS est d'environ 34 %[351]. Les taux élevés de létalité de ces virus ont certainement alimenté un plan sérieux de recherche et de développement de vaccins candidats pour le SRAS et le MERS : une recherche rapide sur PubMed pour les articles universitaires relatifs au développement de vaccins candidats pour ces coronavirus donne plus de 6 400 résultats pour les dix-sept dernières années[352].

Au cours de cette période, les chercheurs ont tiré un certain nombre de précieuses leçons sur la nature d'une mise au point de vaccins contre les coronavirus. L'utilisation du virus entier dans un vaccin à virus inactivé (ce qui est généralement considéré comme le type de vaccin le plus sûr à développer à court terme et/ou à grande échelle)[353] a produit un résultat inattendu : un glissement de la réponse immunitaire vers l'activation d'un type particulier de lymphocytes T, le T helper 2 (Th2)[354]. Ce type de réponse peut entraîner des niveaux élevés de deux types de cellules immunitaires innées dans le sang (les éosinophiles, qui sont associés aux allergies, et les neutrophiles) ; cette élévation, à son tour, entraîne une réponse inflammatoire qui peut endommager l'organisme de manière significative. Les éosinophiles, en particulier, peuvent causer des dommages aux organes de la peau, du cœur, des poumons, du tube digestif et du système nerveux lorsque leur taux est élevé[355]. Les chercheurs ont découvert que la vaccination des furets et des primates avec les candidats

350. Song Z, Xu Y, Bao L, *et al.* From SARS to MERS, Thrusting Coronaviruses into the Spotlight. *Viruses.* 2019 Jan 14;11(1):59. doi: 10.3390/v11010059.
351. Hewings-Martin Y. How do SARS and MERS compare with COVID-19? *Medical News Today.* 10 Apr 2020. https://www.medicalnewstoday.com/articles/how-do-sars-and-mers-compare-with-covid-19 Consulté le 27 Sept 2020.
352. Searches for « SARS vaccine » and « MERS vaccine » on https://pubmed.ncbi.nlm.nih.gov/
353. Jiang S, He Y, Liu S. SARS vaccine development. *Emerg Infect Dis.* 2005;11(7):1016-1020. doi:10.3201/1107.050219.
354. Graham RL, Donaldson EF, Ralph SB. A decade after SARS: Strategies for controlling emerging coronaviruses. *Nature Reviews.* 2013 Dec, 11. doi: 10.1038/nrmicro3143
355. Tefferi A. Blood eosinophilia: a new paradigm in disease classification, diagnosis, and treatment. *Mayo Clin Proc.* 2005; 80:75.

vaccins inactivés contre le SARS-CoV entraînait une pathologie inflammatoire (une maladie) chez les animaux vaccinés, plutôt qu'une élimination efficace du virus[356]. Un certain vaccin inactivé a provoqué une augmentation significative des niveaux d'éosinophiles dans les poumons des animaux vaccinés, après qu'ils furent infectés par le virus du SARS-CoV. Cette infiltration d'éosinophiles peut également avoir favorisé des réactions allergiques chez certains des animaux les plus âgés[357].

En outre, des chercheurs ont découvert que les vaccins contre le SARS-CoV renforçaient en fait la virulence de la maladie lorsque les sujets testés étaient ensuite confrontés à une infection. Cette amplification était provoquée par des anticorps dirigés contre un segment particulier de la protéine *spike* du SARS-CoV[358]. Les préoccupations concernant cette «intensification dépendante aux anticorps», comme on l'a appelée, ont été soulevées dans les Actes de l'Académie nationale des sciences (PNAS) dès avril 2020, mais furent considérées comme moins importantes que la pathologie des lymphocytes Th2 qui vient d'être décrite[359].

Il est également possible que le niveau global d'anticorps circulant dans le sang puisse déterminer si un vaccin protège contre une maladie ou, au contraire, accentue les symptomes pathologiques liés à la maladie. Des niveaux plus faibles d'anticorps circulants contre le SARS-CoV, comparables à ceux susceptibles d'être produits lors d'une campagne de vaccination de masse de la population générale, ont été associés à une augmentation de l'infection par le virus[360].

---

356. Graham RL, Donaldson EF, Ralph SB. A decade after SARS: Strategies for controlling emerging coronaviruses. *Nature Reviews*. 2013 Dec, 11. doi: 10.1038/nrmicro3143
357. Bolles M, *et al.* A double-inactivated severe acute respiratory syndrome coronavirus vaccine provides incomplete protection in mice and induces increased eosinophilic proinflammatory pulmonary response upon challenge. *J Virol.* 2011, 85 : 12201-12215.
358. Wang Q, Zhang L, Kuwahara K, *et al.* Immunodominant SARS Coronavirus Epitopes in Humans Elicited both Enhancing and Neutralizing Effects on Infection in Non-human Primates. *ACS Infect Dis.* 2016, 2: 361-376.
359. Peeples L. News Feature: Avoiding pitfalls in the pursuit of a COVID-19 vaccine. *PNAS* 2020 Apr 17; 117(15): 8218-8221.
360. Luo F, *et al.* Evaluation of Antibody-Dependent Enhancement of SARS-CoV Infection in Rhesus Macaques Immunized with an Inactivated SARS-CoV Vaccine. *Virologica Sinica*. 2018, 33: 201-2-4.

Certains auteurs dans *Nature Reviews*, une prestigieuse revue à comité de lecture, ont relevé ces autres sujets de préoccupation concernant les vaccins contre le SARS-CoV[361] :

- Les modèles animaux utilisés pour le développement de vaccins sont insuffisants pour étudier le type de réponse clinique grave que l'on observe chez les humains qui développent le SRAS. Ainsi, un candidat vaccin efficace chez les animaux peut ne pas l'être chez l'homme, et vice versa.
- La majorité des candidats vaccins ne suscitent qu'une faible réponse chez les populations les plus vulnérables, celles de 65 ans et plus.
- Les vaccins vivants atténués comportent une possibilité de mutation de la souche vaccinale vers le type sauvage ; elle devient alors pleinement infectieuse, ce qui signifie que ces vaccins pourraient en réalité faire contracter la maladie. Ce type de vaccin peut également entraîner une recombinaison avec un virus circulant naturellement, ce qui engendrerait une nouvelle souche de coronavirus dont on ignore l'infectiosité. Ce deuxième scénario est particulièrement inquiétant.

Outre les vaccins à virus vivant et à virus inactivé, un certain nombre de nouvelles modalités de vaccination sont à l'étude pour tenter de mettre au point un vaccin à la fois contre le SARS-CoV et le SARS-CoV-2. Les vaccins à vecteur viral, dans lesquels un virus non pathogène est modifié pour transporter l'ADN ou les protéines d'un virus pathogène, font partie de ces nouvelles plateformes. Lorsque des vaccins contre le SARS-CoV ont été développés à l'aide de ces vecteurs, la protection contre l'infection semblait incomplète, en particulier chez les personnes âgées[362]. Les candidats vaccins à ADN, qui figurent également parmi les favoris actuels pour le développement du SARS-CoV-2, n'ont pas été testés à l'aide des modèles de défi létal conçus pour d'autres vaccins à base de coronavirus, de sorte qu'il n'existe pas ou peu

361. Graham RL, Donaldson EF, Ralph SB. A decade after SARS: Strategies for controlling emerging coronaviruses. *Nature Reviews*. 2013 Dec, 11. doi: 10.1038/nrmicro3143
362. *Ibid*.

de données sur le degré de protection que ce type de vaccin pourrait offrir en cas de pandémie[363].

Même Pfizer, qui affirmait le 18 novembre 2020 avoir produit un vaccin efficace à 95 %[364], a déclaré ce qui suit en petits caractères dans son communiqué de presse :

> Le présent communiqué contient des informations prévisionnelles sur les efforts de Pfizer pour lutter contre le COVID-19, sur la collaboration entre BioNTech et Pfizer pour développer un éventuel vaccin contre le COVID-19, sur le programme de vaccin à ARNm BNT162 et le candidat modRNA BNT162b2 (y compris des évaluations qualitatives des données disponibles, des bénéfices potentiels, des attentes en matière d'essais cliniques, du calendrier prévu pour les soumissions réglementaires et des prévisions de fabrication, de distribution et d'approvisionnement), qui impliquent des risques et des incertitudes importants pouvant entraîner une différence significative entre les résultats réels et ceux exprimés ou suggérés par ces déclarations. Les risques et incertitudes comprennent, entre autres, les incertitudes inhérentes à la recherche et au développement, y compris la capacité à atteindre les objectifs cliniques prévus, les dates de début et/ou d'achèvement des essais cliniques, les dates de soumission réglementaire, les dates d'approbation réglementaire et/ou les dates de lancement, ainsi que les risques associés aux données cliniques (y compris les données de la phase 3 qui font l'objet du présent communiqué), y compris la possibilité de nouvelles données précliniques ou cliniques défavorables et d'autres analyses des données d'essais précliniques ou cliniques existantes ; la capacité de produire des résultats cliniques ou autres comparables, y compris le taux d'efficacité et le profil de sécurité et de tolérance du vaccin observés à ce jour, dans des analyses supplémentaires de l'essai de phase 3 ou dans des populations plus importantes et plus diversifiées lors de la commercialisation ; le risque que les données des essais cliniques fassent l'objet d'interprétations et d'évaluations divergentes, y compris au cours du processus d'examen par un comité

363. *Ibid.*
364. Pfizer. Pfizer and Biontech conclude phase-3 study of COVID-19 vaccine candidate, meeting all primary efficacy endpoints. 18 Nov 2020. https://www.pfizer.com/news/press-release/press-release-detail/pfizer-and-biontech conclude-phase-3-study-covid-19-vaccine Consulté le 18 Nov 2020.

de lecture et de publication, dans la communauté scientifique en général et par les autorités réglementaires ; la question de savoir si et quand les données du programme de vaccin à ARNm du BNT162 seront publiées dans des revues scientifiques et, si oui, quand et avec quelles modifications ; si les autorités réglementaires seront satisfaites de la conception et des résultats de ces études précliniques et cliniques et de toute autre étude future ; si et quand des demandes de licence de produits biologiques et/ou d'autorisation d'utilisation d'urgence pourront être déposées dans toutes les juridictions pour le BNT162b2 ou tout autre candidat vaccin potentiel ; si et quand de telles demandes peuvent être approuvées par les autorités réglementaires, ce qui dépendra d'une multitude de facteurs, notamment la détermination du fait de savoir si les avantages du candidat vaccin l'emportent sur les risques connus et la détermination de l'efficacité du candidat vaccin et, s'il est approuvé, s'il connaîtra un succès commercial ; les décisions des autorités réglementaires ayant une incidence sur l'étiquetage, les processus de fabrication, la sécurité et/ou d'autres questions qui pourraient affecter la disponibilité ou le potentiel commercial d'un vaccin, y compris le développement de produits ou de thérapies par d'autres sociétés ; les perturbations dans les relations entre nous et nos partenaires en collaboration ou avec les fournisseurs tiers ; les risques liés à la disponibilité des matières premières pour la fabrication d'un vaccin ; les défis liés à la formulation à ultra basse température de notre candidat vaccin et aux exigences de stockage, de distribution et d'administration qui en découlent, y compris les risques liés à la manipulation après livraison par Pfizer ; le risque que nous ne soyons pas en mesure de développer avec succès des formulations non congelées ; le risque que nous ne puissions pas créer ou augmenter la capacité de fabrication en temps voulu ou que nous n'ayons pas accès à une logistique ou à des canaux d'approvisionnement correspondant à la demande mondiale de tout vaccin potentiel approuvé, ce qui aurait un impact négatif sur notre capacité à fournir le nombre estimé de doses de notre vaccin candidat dans les délais prévus indiqués ; si et quand des accords d'approvisionnement supplémentaires seront conclus ; les incertitudes concernant la capacité à obtenir des recommandations des comités techniques des vaccins et d'autres autorités de santé publique et les incertitudes concernant l'impact commercial de ces recommandations ; les

> incertitudes concernant l'impact de COVID-19 sur les activités, les opérations et les résultats financiers de Pfizer ; et les développements de la concurrence[365].

Il convient de noter qu'au moment de la publication de ce document, les données de Pfizer n'avaient pas été examinées par des pairs ni publiées, que l'on ne sait pratiquement rien de la composition des groupes testés (en particulier sur l'efficacité chez les adultes âgés) et – ce qui est le plus accablant – que l'analyse des données a été réalisée sur la base d'un nombre dérisoire de 170 cas de diagnostics de COVID-19 (environ)[366]. En outre, l'essai met en évidence un manque flagrant de tests pour la détection d'une infection réelle par le SARS-CoV-2, ce qui soulève la question de savoir si les personnes vaccinées peuvent encore contracter et être porteuses de la maladie[367]. Il semblerait que les prédictions optimistes de succès soient exagérées et que la véritable science du développement de vaccins contre les coronavirus soit largement ignorée. Malgré l'optimisme de certains partisans du vaccin, il y a peu de chances, voire aucune, qu'un vaccin contre le SARS-CoV-2 soit produit en moins d'un an, qui soit à la fois efficace pour prévenir l'infection par le virus et sûr à administrer sans effets secondaires majeurs.

365. *Ibid.*
366. *Ibid.*
367. Mercola, JD. First COVID-19 Vaccine 90 % Effective? 18 Nov. 2020. www.articles.mercola.com/sites/articles/archive/2020/11/18/first-covid-19-vaccine-90-percent-effective.aspx Consulté le 18 Nov 2020.

Et maintenant, que faire ?

Comme il serait insensé d'implanter les produits infectieux d'une maladie mal définie dans le corps de huit mille enfants en bonne santé, afin de prévenir le développement éventuel de quelques cas bénins de variole ! L'absurdité pourrait-elle aller plus loin ?

Dr. J.W. Hodge, 1911[368]

Lorsque j'ai commencé les recherches pour cet ouvrage, j'étais encore un promoteur du vaccin. J'ai consacré mes études supérieures à la mise au point d'alternatives éthiques aux vaccins issus de fœtus avortés, afin d'éliminer ce que je considérais comme la conséquence la plus négative de la vaccination; j'ai cherché à réformer la pratique, et non à la rejeter. Je savais que certains vaccins (comme les vaccins contre le papillomavirus et la grippe) étaient dangereux, mais je n'avais pas la moindre idée de l'étendue du problème décrit dans ce petit ouvrage. Je n'imaginais pas que tout le paradigme sur la sécurité et l'efficacité que j'avais accepté si facilement reposait sur une base aussi imprécise et pseudo-scientifique, que la vaccination avait toujours suscité l'opposition de personnes tout-à-fait rationnelles dans leur refus, ou qu'il y avait tant de cas documentés de dommages et que de plausibles mécanismes biologiques avaient été proposés pour en expliquer les causes. Lorsque l'importance de tout cela a commencé à se faire sentir, ma première question a été la dernière que j'aborderai dans ce traité : si les vaccins sont vraiment nocifs, que devons-nous faire à partir de ce constat ? Quelles sont les alternatives raisonnables qui s'offrent à nous ?

368. Cité dans Humphries S. and Bystrianyk R. *Dissolving Illusions*. Printed by author. 2015, p. 124.

Le choix de vacciner et le choix de ne pas vacciner portent tous deux à conséquences. Tout choix doit être pesé par chaque famille, à la lumière des informations disponibles sur les risques et les bénéfices.

Le monde sera-t-il en danger si nous ne vaccinons pas ?

Comme nous l'avons vu, nous serons confrontés aux défis posés par des pathogènes nouveaux et émergents, que les populations soient vaccinées ou non. En fait, dans certains cas, la vaccination a accéléré le processus des infections émergentes en offrant aux nouvelles maladies des niches dans lesquelles elles peuvent se propager. Cela a créé des problèmes supplémentaires avec les maladies infectieuses, et continuera à créer des problèmes tant que la vaccination de masse sera poursuivie.

Il faut se rappeler que, depuis la Chute d'Adam, il n'y a pas d'options sans risque dans cette vie. Si nous arrêtons de vacciner en masse contre une maladie, nous risquons de voir au moins une résurgence temporaire de cette maladie, puisque les vaccins ont effectivement détruit la véritable immunité collective. Toutefois, une nouvelle vague de maladie « évitable par la vaccination » n'atteindra presque certainement jamais les niveaux de mortalité observés au début du XXe siècle, en raison de l'amélioration des conditions sanitaires et d'autres mesures de santé publique. Certains défenseurs des vaccins affirment que l'abandon de la vaccination de masse entraînerait un scénario apocalyptique de maladie et de mort; cependant, il existe bien assez de preuves scientifiques avérées pour suggérer que le contraire pourrait en fait être vrai. Si les agents pathogènes normaux de l'enfance étaient autorisés à circuler à nouveau dans la population, il est probable que l'« amorçage » naturel du système immunitaire des enfants réduirait la probabilité qu'ils développent un cancer et d'autres maladies chroniques à long terme. En outre, l'effet naturel de « stimulation » immunitaire par les agents pathogènes circulants protégerait les adultes contre des maladies telles que le zona et la rubéole.

Qu'en est-il de la rage ? Et d'autres scénarios catastrophe.

Vous pourriez dire que l'attitude ci-dessus est peut-être bonne pour des choses comme la varicelle – mais qu'en est-il pour des maladies qui ont un taux de mortalité extrêmement élevé, comme la rage ou le tétanos ? Quels sont les risques et les avantages de l'utilisation des vaccins dans ces cas ?

Il y a environ deux décès par an dus à la rage aux États-Unis[369] et environ 30 000 à 60 000 personnes reçoivent un traitement pour leur éventuelle exposition à la rage[370]. Le vaccin fonctionne de la même manière que les autres vaccins – il s'agit d'une forme inactivée du virus de la rage qui est administrée dans le muscle de l'épaule. La différence est qu'il est généralement administré à titre thérapeutique plutôt que prophylactique, c'est-à-dire que le vaccin est administré après suspicion d'une exposition réelle, plutôt qu'avant qu'il n'y ait une chance de contracter la maladie (comme c'est le cas pour la majorité des vaccins). La plupart des vaccins ne peuvent pas être administrés de manière thérapeutique et aggraveront la progression de la maladie s'ils sont administrés après une exposition à l'agent pathogène. Cependant, comme le virus de la rage a une longue période d'incubation, l'exposition au virus inactivé du vaccin déclenchera la réponse immunitaire de l'organisme suffisamment tôt pour empêcher une infection rabique complète (contre laquelle il n'existe pas de remède)[371]. Le vaccin antirabique a un certain nombre d'effets secondaires indésirables courants (notamment des douleurs, des maux de tête, des nausées et des vomissements)[372] mais le virus de la rage est presque inévitablement mortel. Dans ce cas, l'utilisation du

---

369. Pieracci EG, Pearson CM, Wallace RM, *et al.* Vital Signs: Trends in Human Rabies Deaths and Exposures - United States, 1938-2018. MMWR Morb Mortal Wkly Rep. 2019;68(23):524-528. Published 2019 Juin 14. doi:10.15585/mmwr. mm6823e1
370. CDC. Human Rabies. 6 Apr 2020. https://www.cdc.gov/rabies/location/usa/surveillance/human_rabies.html. Consulté le 31 Mai 2020.
371. Offit, PA. A Look at Each Vaccine: Rabies Vaccine. Children's Hospital of Philadelphia. 20 Juillet 2020. https://www.chop.edu/centers-programs/vaccine-education-center/vaccine-details/rabies-vaccine. Consulté le 03 Octobre 2020.
372. *Ibid.*

vaccin comme option thérapeutique est très logique ; même son utilisation prophylactique est très logique lorsque le travail d'une personne implique une grande exposition aux animaux sauvages. Cependant, il faut veiller à ce que la forme du vaccin administré soit éthique – Imovax, de Sanofi-Pasteur, est produit sur la lignée cellulaire fœtale avorté MRC-5[373]. Les vaccinés peuvent demander RabAvert de GlaxoSmithKline comme alternative éthique[374].

Le vaccin antitétanique est recommandé par le CDC à titre prophylactique et thérapeutique[375]. Le vaccin est un vaccin à anatoxine ; il n'entraîne donc pas une réponse immunitaire qui élimine l'agent pathogène plus rapidement, mais plutôt une réponse immunitaire qui neutralise la toxine produite par l'agent pathogène (lequel peut endommager gravement le système nerveux). Bien que la période d'incubation du tétanos soit aussi longue que celle de la rage, une première recherche dans la littérature n'a pas permis de trouver de preuves suggérant que le vaccin antitétanique aurait un effet similaire à celui du vaccin antirabique s'il était utilisé à des fins thérapeutiques. Le traitement clinique comprend également l'utilisation d'anticorps (injections d'immunoglobulines)[376]; on ne sait donc pas si la guérison des patients est due à l'utilisation du vaccin ou à d'autres agents thérapeutiques. Le vaccin contre le tétanos est toujours administré soit en combinaison avec le vaccin contre la diphtérie (DT), soit avec les deux vaccins contre la diphtérie et la coqueluche (DTaP et Tdap, anciennement DTP). Ce dernier a un taux d'effets indésirables graves reconnus de 1 sur 10 000 vaccinés[377] ; ce taux peut être beaucoup plus élevé, étant donné les inexactitudes du système de déclaration VAERS dont nous avons parlé plus haut. En revanche, la probabilité qu'un individu contracte le tétanos

373. Children of God for Life. Aborted Fetal Cell Line Products for USA & Canada – And Ethical Alternatives. Juin 2020. https://cogforlife.org/wp-content/uploads/vaccineListOrigFormat.pdf. Consulté le 03 Octobre 2020.
374. *Ibid.*
375. CDC. Tetanus: For Clinicians. 23 Jan 2020. https://www.cdc.gov/tetanus/clinicians.html. Consulté le 03 Octobre 2020.
376. *Ibid.*
377. Offit, P. A Look at Each Vaccine: Diphtheria, Tetanus, and Pertussis Vaccines. Children's Hospital of Philadelphia. 07 Apr 2020. https://www.chop.edu/centers-programs/vaccine-education-center/vaccine-details/diphtheria-tetanus-and-pertussis-vaccines Consulté le 03 Octobre 2020.

est d'environ 1 sur 128 000 aux États-Unis, et la probabilité de mourir du tétanos est d'environ 1 sur 641 000[378]. Dans ce cas, le risque relatif associé au fait de recevoir soit le DTaP soit le Tdap est sensiblement plus élevé que le risque de contracter la maladie.

Tant pour la rage que le tétanos, il faut que fassent preuve de discernement les personnes qui évaluent leur risque relatif en fonction de leur profession et d'autres facteurs. Aucune des deux maladies ne justifie, à mon avis, de poursuivre les actuelles politiques de vaccination de masse à grande échelle.

La meilleure prévention : une bonne hygiène de vie

Plutôt que de se fier à un vaccin pour se prémunir contre une maladie, les individus seraient bien mieux protégés si l'on accordait plus d'attention au maintien d'un système immunitaire sain, capable de faire le travail que Dieu lui a confié. En fin de compte, nous devons également rejeter le paradigme évolutionniste du corps en tant que somme de parties ayant subi des mutations aléatoires, et l'idée que l'intelligence de l'homme est nécessaire pour intervenir et «réparer» son système immunitaire, de peur qu'il ne soit incapable de faire face aux menaces auxquelles nous sommes constamment exposés dans le monde qui nous entoure. Les vérités que nous confessons de par notre foi catholique incluent l'idée que le monde – et nos corps – sont endommagés par la Chute, mais qu'ils ne sont pas totalement corrompus. Le corps de l'homme a été créé parfait au départ, et il a été conçu pour fonctionner de manière optimale. Le corps a une merveilleuse capacité à se guérir et à se réparer, et il remplit cette fonction depuis la création de l'homme. Bien que cette capacité ait diminué au fur et à mesure que nous nous éloignons de la perfection d'Adam, elle est toujours suffisante pour survivre dans la

378. Calculs basés sur un taux de natalité d'environ 3 850 000 enfants par an, un taux d'infection par le tétanos de 30 personnes par an, et un taux de mortalité de 10 à 20 %. Voir : CDC. Tetanus: For Clinicians. 23 Jan 2020. https://www.cdc.gov/tetanus/clinicians.html. Consulté le 03 Octobre 2020.

plupart des circonstances – à condition que nous soyons de bons intendants de ce qui nous a été confié.

La santé en général est bien plus liée à la nutrition, à l'hygiène et à l'activité physique qu'aux médicaments disponibles – aujourd'hui comme à l'avenir. Et la santé est profondément individuelle, comme le suggèrent de récentes études sur le microbiote et comme le confirment souvent nos propres expériences – elle ne peut être réduite à un programme standard qui ignore les contre-indications individualisées et qui s'attend à ce que tous les corps (avec leur constitution génétique variable et les différences accumulées à la suite d'expositions environnementales particulières) réagissent de la même manière aux mêmes interventions. Malgré toutes les recherches disponibles sur les soins de santé modernes et alternatifs, aucune ligne de conduite ne peut être universellement recommandée comme méthode pour atteindre une bonne santé sans vaccination, en raison de l'incroyable variabilité des corps humains avec leurs différentes prédispositions et niveaux de réactivité immunitaire. Toutefois, voici quelques grandes lignes directrices que le lecteur pourra trouver utiles :

- Mangez des aliments non transformés ! Il est presque évident, dans le domaine de la nutrition aujourd'hui, qu'éviter les aliments transformés améliorera la santé, et cela est considéré comme la raison principale de la salubrité d'une grande variété de régimes traditionnels[379]. Les aliments recommandés varient selon les auteurs que vous lisez – certains recommandent des régimes riches en graisses, d'autres des régimes riches en légumes, etc. Les aliments spécifiques que vous choisissez de consommer varieront en fonction de votre culture, de votre propre état de santé et des besoins de votre famille. Mais le principe général est universellement applicable – manger les aliments dans un état aussi proche que possible de leur état naturel. Cela implique d'éviter les aliments fortement transformés, génétiquement modifiés ou traités avec des produits

379. Shanahan C, Shanahan L. Deep Nutrition: Why Your Genes Need Traditional Food. Lawai, HI: Big Box Books, 2009, p. i-iv.

chimiques exogènes tels que les antibiotiques, les pesticides et les hormones.

- Faites de l'exercice quand vous êtes bien, et reposez-vous quand vous ne l'êtes pas. Il existe un nombre considérable de preuves qui soutiennent l'idée que notre corps est fait pour bouger (et non pour rester assis) et il est aussi presque évident que le mode de vie américain moyen est trop sédentaire pour que le corps soit aussi sain qu'il le serait autrement. Cependant, il y a aussi un curieux excès d'activité – les individus ont souvent une vie excessivement chargée qui les oblige à travailler de nombreuses heures supplémentaires chaque semaine, ou à courir d'un événement programmé à un autre sans avoir la possibilité de faire une pause entre les deux. Cette frénésie d'activité est rarement interrompue par quelque chose comme un simple rhume, alors que le meilleur remède à la plupart des infections consiste souvent à maintenir le corps immobile et à laisser le système immunitaire remplir ses fonctions normales sans que l'organisme ne soit épuisé par son niveau d'activité normal. Lorsque vous vous sentez malade et que vous voulez rester assis ou dormir toute la journée, votre corps vous indique en fait que cela vous serait très utile pour votre rétablissement.
- En cas de besoin, prenez des suppléments de vitamines et de minéraux. C'est un domaine où les conseils de santé doivent être vraiment personnalisés: toutes les personnes ne présentent pas les mêmes carences et n'ont pas les mêmes besoins nutritionnels et minéraux. Les besoins du corps peuvent varier en fonction de l'âge, du sexe, du niveau d'activité, des conditions de santé préexistantes et de nombreux autres facteurs. Dans certains cas, il peut être utile de procéder à des analyses sanguines pour déterminer des carences spécifiques. Il est également important de rechercher quelle forme chimique de certaines vitamines et minéraux est la plus bio-disponible, car toutes les formes ne peuvent pas être utilisées de la même manière dans l'organisme.

Une dernière mise en garde s'impose pour le bien des lecteurs qui pourraient être tentés d'abandonner complètement la médecine moderne après la lecture de cet ouvrage et de se faire soigner uniquement par des dispensateurs de soins alternatifs. Un certain nombre de pratiques courantes de «santé alternative» peuvent être apparemment efficaces, mais cela ne signifie pas nécessairement qu'elles sont sans danger pour les catholiques. Nombre de ces pratiques plongent leurs racines dans les sciences occultes. Il existe deux lignes directrices de base qui peuvent être utilisées pour déterminer si une pratique de santé alternative est sûre et légitime pour les catholiques[380]:

1. Existe-t-il un fondement biologique légitime à cette pratique?
2. Existe-t-il une influence occulte significative dans l'histoire ou le développement de la pratique?

La réponse à la première question devrait être «oui». Si la pratique n'a pas de fondement biologique clair, il est probable qu'elle est censée agir par le biais d'une sorte d'énergie vitale dans le corps; ce type de pratique est clairement occulte et doit être évité (et confessé, même s'il a été pratiqué de manière non intentionnelle). Parfois, des études scientifiques peuvent être utiles pour déterminer la légitimité d'un traitement, mais le lecteur doit veiller à rechercher les études qui comportent un grand nombre de cas et ont des groupes de contrôle bien définis ne recevant pas le traitement.

La réponse à la deuxième question devrait être «non». Si certaines pratiques ont des racines occultes et peuvent être utilisées par les praticiens sans coopération formelle immédiate avec le mal, l'influence occulte demeure souvent dans la manière dont les pratiques sont enseignées et diffusées. La prudence s'impose ici, mais les racines occultes devraient donner à réfléchir à un catholique fidèle qui souhaite pratiquer sérieusement sa foi.

Notez que toutes les pratiques alternatives de santé ne sont pas de nature occulte – certaines sont basées sur des principes biologiques solides, et il existe un certain nombre de remèdes à base de plantes qui sont à la fois efficaces et spirituellement sûrs.

380. P. Chad Ripperger, communication privée.

Cela nous amène à la recommandation finale pour une bonne santé : parce que l'âme est la forme du corps, la santé de nos âmes affecte inévitablement la santé de nos corps. Il est tout à fait vrai que Dieu permet à certaines âmes de souffrir beaucoup dans leur corps tout en étant en état de grâce, mais il faut également garder à l'esprit que l'une des meilleures façons de bien vivre est de vivre selon la loi naturelle et de consacrer une attention suffisante à sa vie spirituelle afin de rester toujours en état de grâce.

Pour conclure

Les œuvres de Dieu sont merveilleuses – au-delà de tout ce que nous pouvons imaginer – et le corps humain est sans nul doute l'une de ses plus grandes œuvres. Dans cette optique, j'aimerais conclure cette brève étude sur la vaccination en reconnaissant à quel point nous comprenons peu le fonctionnement du système immunitaire conçu par Dieu et combien il serait salutaire pour l'humanité que les chercheurs en médecine consacrent moins de temps au développement de vaccins et plus de temps à l'étude de l'immunité naturelle. Nous devrions apprendre à optimiser ce merveilleux système, au lieu d'essayer de le trafiquer ou de le contourner de manière à compromettre la santé de l'ensemble du corps en vue d'obtenir un avantage douteux pour lutter contre telle maladie infectieuse particulière.

Lorsque les chercheurs en sciences et en médecine aborderont le système immunitaire dans le cadre du modèle de la Création-Providence, ils ne présumeront plus que le système immunitaire est le produit de millions d'années de mutations aléatoires et de sélection naturelle, mais y verront un système façonné intentionnellement par le Créateur pour maintenir le corps humain en bonne santé. L'abandon de l'hypothèse évolutionniste permettra aux chercheurs d'écarter la calamiteuse idée que le corps est une collection de parties disparates quelque peu défectueuses et qui doivent être modifiées pour assurer leur bon fonctionnement, pour enfin rechercher les causes des maladies dans les domaines alimentaire, génétique, physiologique, psychologique et spirituel, ou dans les facteurs environnementaux. Ils s'attacheront ensuite à découvrir de manièré beaucoup plus approfondie le fonctionnement du système immunitaire conçu par Dieu, afin que les médecins puissent contribuer à optimiser l'efficacité de ce système, plutôt que de le contourner de manière à le fragiliser gravement dans son ensemble. Lorsque ce changement de paradigme se produira, nous assisterons à un rétablissement spectaculaire de la santé à l'échelle nationale et même du globe.

Annexe : Le monde obscur des vaccins[381]

Les preuves circonstancielles[382]

« Les bébés sont encore en vie lorsque les chercheurs commencent à extraire les tissus. » Le très choquant clip sonore de Pamela Acker, auteur et ancienne chercheuse sur les vaccins, a suscité énormément d'émotion.

Son interview sur *LifesiteNews*[383], portant sur les liens entre la recherche sur les tissus fœtaux et le développement des vaccins, a rapidement déclenché une vague d'articles et de réactions.

La conversation en audio avec John-Henry Westen de *Lifesite* abordait l'histoire des lignées cellulaires fœtales HEK 293 et PER. C6, impliquées à divers titres dans tous les vaccins COVID-19 actuellement disponibles aux États-Unis.

Au fil des semaines, cependant, l'entretien disparut dans les profondeurs d'Internet, les vagues de discussions successives se refermant sur elle. En ce qui concerne les vaccins COVID, les théologiens et les spécialistes de bioéthique ont continué

381. L'auteur de cette annexe, Monica Seeley, est une journaliste d'investigation américaine qui voulut vérifier par elle-même les affirmations de Pamela Acker sur le lien entre vaccins et avortement. Texte français repris de l'article « À la découverte du monde obscur des vaccins et de la recherche sur les tissus fœtaux (Ire partie) » publié dans la revue *Le Cep* n° 95, juillet 2021, p. 55-71. Une suite a été donnée dans *Le Cep* n° 96, septembre 2021, p. 50-68.
L'original anglais est accessible en ligne sur https://www.catholicworldreport.com/2021/05/17/exploring-the-dark-world-of-vaccines-and-fetal-tissue-research-part-1/

382. Ce qui suit est la première partie d'un essai sur les relations complexes et souvent inquiétantes – scientifiquement, historiquement, etc. – qui existent entre l'élaboration des vaccins, le courant eugéniste et l'industrie de l'avortement.

383. https://www.lifesitenews.com/blogs/the-unborn-babies-used-for-vaccine-development-were-alive-at-tissue-extraction (entretien traduit en français sur le blog de Jeanne Smits)

à débattre sur la distinction entre les tests et la production, et les degrés de coopération avec le mal, sans faire référence aux déclarations de Pamela Acker, lesquelles ont été largement ignorées ou rejetées, telles une remarque de mauvais goût lors d'une conversation entre gens bien élevés.

Je pense qu'il est temps de jeter un nouveau regard sur l'affirmation brute qui mit le public si mal à l'aise. Elle mérite réflexion. Il n'est sans doute pas nécessaire de se demander pourquoi elle était si dérangeante. Mais alors pourquoi ne lui a-t-on pas accordé plus d'attention ?

Certains ont estimé que le fait de se concentrer sur les minuscules victimes du sombre tableau esquissé par Acker aurait pu détourner la discussion du principe selon lequel toute vie humaine est sacrée. Un enfant est un enfant, quel que soit le stade auquel ses cellules ou ses organes peuvent être prélevés : *in utero* ou *ex utero*, viable ou pré-viable, avant ou après sa mort.

D'un autre côté, beaucoup ont hésité à relayer ses propos sans faire des recherches supplémentaires. Il est évident que des affirmations exagérées peuvent nuire à la crédibilité d'une personne. Et lorsqu'il s'agit de défendre une cause morale, la crédibilité est essentielle.

Et pourtant, peut-être existe-t-il des raisons encore plus profondes pour rejeter des déclarations qui nous parlent de bébés disséqués vivants. Car si elles sont vraies, elles peuvent perturber l'équilibre délicat de nos calculs moraux. Après tout, nous avons déjà bien soupesé l'ensemble de la question, d'une manière qui nous rassure et satisfasse nos consciences...

Sensationnalisme ou recherche de la vérité ?

Les lignées cellulaires sont créées en cultivant des cellules de manière qu'elles continuent à croître et à se multiplier dans des boîtes des laboratoires, parfois pendant de longues années. J'avoue que ça me soulage de lire que, bien que certains vaccins soient développés à partir de lignées cellulaires fœtales, il s'agit en pratique d'une vieille histoire. Créées dans les années 70 et 80, elles n'ont plus qu'un lien très lointain avec les bébés à l'origine des cellules dont elles sont issues. On nous dit que les lignées cellulaires fœtales humaines HEK 293 et PER.C6 n'ont nécessité que deux avortements. De plus, comme ces lignées cellulaires sont immortalisées, il ne sera plus nécessaire de réitérer ces deux malheureux événements.

Tout cela est très bien ficelé. Comment pourrait-on s'énerver autant pour deux avortements survenus il y a des décennies, alors qu'ils peuvent potentiellement sauver des millions de vies ?

Ainsi, même si par principe, j'étais fermement opposée aux vaccins non éthiques, ce sujet ne suscitait pas en moi une réaction émotionnelle particulièrement vive. Certainement pas la décharge électrique que j'ai ressentie quand je lus ce titre :

> *Les bébés en gestation utilisés pour le développement de vaccins étaient vivants au moment du prélèvement de leurs tissus.*

Ma première pensée fut qu'un titre aussi choquant devrait au moins s'appuyer sur de très bonnes sources. Pour les trouver, j'ai lu la transcription de l'audio du 11 janvier 2021 de Mlle Acker avec M. Westen, ainsi que les articles ultérieurs dans lesquels elle répondait aux critiques et aux autres questions suscitées par l'interview. J'ai ensuite parlé avec elle pour en discuter plus en détail.

Je voulais aller au fond de cette unique, effroyable affirmation. Mettre le film sur pause et faire un gros plan, pour ainsi dire. Et ensuite poser cette question : est-ce quelque chose que nous pouvons balayer d'un revers de main ? A-t-elle quelque importance d'un point de vue moral pour la question qui nous occupe ? S'agit-il simplement d'une rhétorique sensationnaliste ? Et, en l'examinant, sommes-nous simplement en train de nous mettre inutilement mal à l'aise à propos de quelque chose qui a déjà été réglé pour la plus grande satisfaction de tous ?

Biologiste et ancienne chercheuse dans le domaine des vaccins, la très posée Mlle Acker n'a pas du tout le profil d'une personne portée aux déclarations fracassantes. Et ce n'est pas non plus une anti-vaccin par principe. Au contraire, sa carrière scientifique a été mue par le désir de créer des vaccins éthiques. Dans ce but, elle a obtenu un diplôme en biologie, participé à des recherches en biologie à l'université Washington de Saint-Louis, travaillé brièvement au développement de médicaments chez Pfizer et poursuivi avec une maîtrise en biologie à l'Université catholique d'Amérique.

Ce fut pendant son doctorat à l'Université catholique qu'elle se trouva confrontée à la réalité de la recherche sur les cellules fœtales. À son grand désarroi, elle apprit que le projet de recherche sur lequel elle-même travaillait dans le cadre de ses études de doctorat utilisait HEK 293.

La lignée cellulaire fœtale HEK 293 est dérivée des cellules rénales d'un bébé avorté aux Pays-Bas en 1972. La lignée cellulaire est dite « immortalisée » car les cellules peuvent se diviser virtuellement à l'infini. Elle a été créée par le biologiste Frank Graham, à partir de cellules cultivées par son associé, Alex Van der Eb.

Aujourd'hui, les cellules HEK 293 sont pratiquement omniprésentes, utilisées dans le développement ou l'essai de nombreux produits pharmaceutiques et même de produits plus banals comme des additifs alimentaires.

Cependant, la plupart des gens reconnaissent probablement ce nom en raison de la controverse éthique autour des vaccins COVID-19 produits par Pfizer, AstraZeneca et Moderna.

Parlant de l'origine de HEK 293 dans un témoignage rendu en 2001, Van der Eb déclarait :

> *Le rein de ce fœtus dont l'histoire familiale est inconnue, a probablement été obtenu en 1972. La date précise n'est plus connue. Le fœtus, pour autant que je m'en souvienne, était tout à fait normal. Aucun défaut. Les raisons de l'avortement m'étaient inconnues. Je le sus probablement à l'époque, mais toutes ces informations se sont perdues.*

Après avoir lu en 2006 l'article d'Alvin Wong intitulé « The Ethics of HEK 293 », Acker décida que sa conscience ne lui permettrait pas de participer à des recherches faisant usage de la lignée cellulaire fœtale HEK 293. Son directeur ne voulut pas tenir compte de ses convictions, ce qui finit par l'amener à interrompre ses études de doctorat. L'incident conduisit l'Université catholique à examiner ce cas de conscience. L'Université décréta un moratoire temporaire sur les études impliquant des lignées de cellules fœtales et, comme ses collègues du programme de doctorat furent contraints d'interrompre temporairement leurs recherches, Acker devint *persona non grata*.

Aujourd'hui, Acker est enseignante et auteur de *Vaccination : a Catholic Perspective* (Kolbe Center for the Study of Creation, 2020). Ce petit ouvrage est présenté comme un compendium qui « aborde tous les sujets possibles de controverse sur les vaccins, quelque chose que toute mère catholique pourrait remettre à son médecin en lui demandant ce qu'il en pense ».

L'expérience d'Acker lui donne une perspective précieuse, voire unique, sur l'éthique du développement des vaccins. Elle connaît le sujet de l'intérieur, ajoutant le point de vue d'une scientifique à celui d'une catholique fervente.

Dans l'audio d'une heure diffusé le 11 janvier, Westen et Acker ont abordé divers sujets liés aux vaccins. Mais ce fut la déclaration d'Acker intervenant vers la moitié de l'interview qui éclipsa le reste de la discussion. Voici, a-t-elle dit, ce qui s'est passé pour obtenir les cellules des lignées cellulaires telles que HEK 293 :

> *En fait, ils font accoucher ces bébés par césarienne. Les bébés sont encore en vie lorsque les chercheurs commencent à extraire les tissus, au point que leur cœur bat encore, et ils ne reçoivent généralement aucun anesthésiant, car cela perturberait les cellules que les chercheurs tentent d'extraire. Ils retirent donc ces tissus, alors que le bébé est vivant et souffre énormément... ce qui rend la procédure encore plus sadique.*

Compte tenu de la réputation d'Acker, je savais qu'il valait mieux ne pas prendre cela pour de simples spéculations. Mais je voulais analyser par moi-même ses sources. Rien de ce que j'avais lu jusqu'à présent sur les implications morales des lignées cellulaires fœtales et du vaccin COVID n'avait mentionné quoi que ce soit de ce genre concernant la provenance de ces lignées cellulaires. En fait, la plupart des comptes rendus adoptaient un ton délibérément détaché, s'accordant à dire que l'on savait très peu de choses en dehors des faits bruts.

Tout avortement est un crime horrible, quel que soit le stade de développement du fœtus, quelles que soient les circonstances. Cependant, il y avait quelque chose de particulièrement affreux dans ce qui était décrit ici ; quelque chose que le mot « sadique » d'Acker exprimait le mieux.

Vaccins, avortements et eugénisme

Acker me confirma que loin d'être des déductions, ses déclarations étaient fondées sur une solide connaissance de la science, de l'industrie des vaccins et de l'histoire de cette industrie. Au cours d'une pénible conversation téléphonique, nous avons examiné ses sources. Nombre d'entre elles étaient des sources de première main issues de la littérature médicale et scientifique.

Pour une grande partie de ses recherches historiques, Acker est redevable à l'association *Children of God for Life*, qui recueille depuis 1999 des informations sur les vaccins utilisant des lignées de cellules fœtales.

Ensemble, nous avons parcouru le côté sombre et troublant de la recherche sur les vaccins, en commençant par les années 1930 et en nous concentrant sur le chef-d'œuvre du développement vaccinal : le vaccin antipolio de Salk et Sabin.

La littérature médicale du début au milieu du XXe siècle était étonnamment franche et ouverte sur ses méthodes. Acker a commencé par citer directement un article du pionnier de la vaccination, Albert Sabin (1906-1993). Lui et les autres scientifiques qui étudiaient les vaccins viraux étaient confrontés à un défi : contrairement aux bactéries, les virus ne peuvent pas se reproduire seuls et ont besoin de cellules vivantes à infecter. L'utilisation d'animaux, comme les singes, présentait un risque de contamination ; les chercheurs se sont donc tournés vers le tissu fœtal humain. Sabin décrivit les premières étapes, critiques, de ses recherches sur le vaccin antipolio :

> *Une nouvelle approche fut adoptée qui utilisait des embryons humains âgés de 3 à 4 mois, obtenus en conditions aseptiques par césarienne.*

> *(Les auteurs sont redevables au Dr Lance Monroe, de l'hôpital Bellevue, pour les 2 embryons humains utilisés dans cette étude). Le cerveau et le cordon ombilical, les poumons, les reins, le foie et la rate furent conservés au réfrigérateur, des fragments de ces tissus étant prélevés pour la préparation des milieux à intervalles de 3 jours.*

Je fus surprise par cette citation datant de 1936, c'est-à-dire bien avant que l'avortement ne fût légalisé aux États-Unis. Acker rétorqua que la mention de l'hôpital Bellevue, un établissement new-yorkais pour « femmes folles et faibles d'esprit », était significative. Ce fait, ainsi que la référence à la césarienne (appelée aussi « hystérectomie abdominale » dans la littérature médicale) montrent « clairement [que] ce document est lié à la mouvance eugénique ». En 1931, 38 États américains avaient adopté la loi modèle sur la stérilisation eugénique, rendant obligatoire la stérilisation des personnes jugées inaptes à la reproduction.

Alors qu'à cette époquee l'avortement était illégal aux États-Unis, il existait une norme juridique parallèle pour les personnes que le mouvement eugénique considérait comme « faibles d'esprit », et des avortements étaient souvent pratiqués, en même temps que la stérilisation de ces femmes.

Puis Acker ajouta pudiquement : « J'espère que ça ne va pas vous faire pleurer en le lisant. » Tirée d'un rapport publié dans le *Canadian Journal of Medical Science*, la citation suivante date de 1952 :

> *Des embryons humains de deux mois et demi à cinq mois de gestation ont été obtenus auprès du service de gynécologie de l'Hôpital général de Toronto. Ils ont été placés dans un récipient stérile et rapidement transportés au laboratoire de virologie de l'Hôpital des Enfants Malades adjacent. Aucun spécimen macéré n'a été utilisé et, chez de nombreux embryons, le cœur battait encore au moment de leur réception au laboratoire de virologie.*

Encore un lien avec l'eugénisme : le service de maternité de l'Hôpital général de Toronto était autrefois dirigé par la célèbre eugéniste Helen McMurchy (1862-1953). Cette dernière instaura la politique eugénique canadienne qui allait se poursuivre pendant des décennies. Cet hôpital était un endroit où les femmes considérées comme inaptes à devenir mères étaient stérilisées, et leurs bébés avortés, afin d'éviter une nouvelle génération de faibles d'esprit.

Poursuivant notre inspection, Mlle Acker cita un article de 1952 sur la propagation des virus de la poliomyélite :

> *[Le tissu] a été obtenu en conditions stériles lors d'une hystérectomie abdominale pour des raisons thérapeutiques. Des embryons de 12 à 18 semaines de gestation ont été utilisés. Dans de rares cas, des tissus ont été obtenus à partir de fœtus mort-nés ou d'enfants prématurés lors d'une autopsie... Dans les expériences de propagation prolongée du virus, trois types de matériel embryonnaire ont été utilisés : des portions de peau, de tissu conjonctif ou de muscle, du tissu intestinal et du tissu cérébral. Les tissus embryonnaires ont été préparés de la manière suivante. Chaque fois que possible, l'embryon a été retiré du sac amniotique en conditions stériles, transféré sur une serviette stérile et conservé à 5 °C jusqu'à sa dissection.*

L'utilisation de quelques termes médicaux peut occulter des faits simples. « Est-il en train de dire », ai-je demandé avec horreur, « que ces bébés, de 3 à 4 mois et demi de gestation, sont nés vivants, et étaient encore vivants lorsqu'ils ont été envoyés au laboratoire... ? » Acker a terminé ma phrase : « Ils ont été placés dans un conteneur stérile et expédiés dans un laboratoire. Et ensuite ils ont été disséqués. »

Elle a précisé : « Le prélèvement de leurs organes a probablement été la cause immédiate du décès, même s'ils seraient probablement morts de toute façon compte tenu de leur âge de gestation. » À ma question : « Comment pouvez-vous appeler cela un avortement ? C'est de l'infanticide. Ou pire, de la vivisection ! », elle a répondu : « C'est un euphémisme. Avec ce mot, on n'évoque pas la brutalité de ce qui se passe. »

Acker expliqua : « Tout comme on ne peut pas transplanter un organe mort dans un corps vivant, on ne peut pas fabriquer une lignée cellulaire à partir de tissus morts. Ce bébé n'était pas mort quand ils l'ont mis dans le réfrigérateur. » Le processus d'obtention de tissu fœtal humain « doit être fait de manière méthodique afin d'obtenir le type de tissu – tissu vivant – qui sera efficace pour ce type de recherche ». Il ne s'agissait pas de cas isolés, mais « d'une partie intégrante de la recherche médicale qui se déroulait dans les années 50 et 60 ».

Les avortements spontanés – les fausses couches – ne constituent généralement pas une bonne source de tissu fœtal, m'a expliqué Acker, car le bébé meurt souvent à un moment indéterminé avant l'accouchement. Il est donc très peu probable qu'une fausse couche fournisse le tissu frais nécessaire à une culture cellulaire productive et, « même si les autres conditions étaient réunies, obtenir le consentement de la mère à ce moment-là est totalement hors de question ». Il est également probable qu'une anomalie génétique, une maladie ou une contamination bactérienne rende inutilisable le tissu fœtal provenant d'un avortement spontané.

Pour leur travail précurseur sur la méthode de culture tissulaire dans la recherche pour les vaccins, ces scientifiques ont reçu le prix Nobel en 1954. Dans son discours de remerciement, Thomas Weller reconnut avoir « pêché en eaux troubles » en utilisant des « intestins, foie, rein, surrénales, cerveau, cœur, rate et poumon » fœtaux pour cultiver le virus de la polio.

Il n'était plus nécessaire qu'Acker continue d'énumérer de tels détails aussi crus. Je suis partie en chercher de nouveaux, que je n'eus pas de mal à trouver.

Le premier date de 1969 et provient d'un rapport sur le développement du vaccin contre la rubéole par Stanley Plotkin et ses collègues :

> *Des cultures d'explants ont été réalisées à partir des organes disséqués d'un fœtus particulier avorté à cause de la rubéole, le 27e de notre série de fœtus avortés... Le fœtus a été avorté chirurgicalement 17 jours après la maladie maternelle [rubéole] et immédiatement disséqué.*

Le même article note que le vaccin contre la rubéole qui en a résulté « a été testé sur des orphelins à Philadelphie ». Ce lien eugénique décomplexé se poursuit tout au long de la recherche sur les vaccins du xxe siècle.

Plotkin, connu comme le « parrain des vaccins » pour ses travaux sur le vaccin contre la rubéole, exposait sa philosophie dans une lettre adressée au *New England Journal of Medicine* en 1973 :

> *La question est de savoir si nous devons faire réaliser des expériences sur des adultes en pleine possession de leurs moyens et sur des enfants susceptibles d'apporter une quelconque contribution à la société, ou si nous devons réaliser des études initiales sur des enfants et des adultes, qui sont humains dans leur forme mais pas dans leur potentiel social.*

Conformément à cette philosophie, sa demande de brevet pour le vaccin intranasal contre la rubéole révèle qu'il l'a d'abord testé sur des enfants handicapés mentaux, des « handicapés orthopédiques », des orphelins et des sourds avant de le tester sur des écoliers.

Au moins 99 avortements volontaires ont été signalés dans le cadre de la recherche et de la production du vaccin antirubéoleux de Plotkin : 32 concernant des lignées de cellules fœtales qui ont échoué, et 67 pour des tentatives d'isolement du virus de la rubéole. La souche virale résultante a été nommée par son numéro dans la série de tentatives : « RA 27/3 » indique « Rubella Abortus, vingt-septième fœtus, troisième extrait de tissu ».

Alors que Plotkin détaillait méthodiquement les avortements impliqués dans ses travaux, les sources postérieures furent moins directes, « remplies d'obscurités », dit Acker. Après l'arrêt *Roe v. Wade* en 1973, il n'y eut plus aucune raison de supposer que le milieu scientifique allait soudainement développer un respect pour la vie humaine qui en était absent avant le jugement. Cependant, après des décennies de recherche sur le fœtus financée par le gouvernement fédéral, au début des années 1970, d'atroces comptes-rendus furent portés à l'attention du public : recherche sur des bébés avortés vivants en Suède, bébés encore en train de bouger emballés dans la glace à Pittsburgh pour être expédiés au laboratoire, dissection d'un bébé vivant pour mener des expériences médicales à Yale.

Le tollé conduisit à un moratoire pour la recherche sur les tissus fœtaux destinés à la transplantation, moratoire qui subsista pendant plus de quinze ans ; toutefois, d'autres domaines de recherche sur les tissus fœtaux ne furent pas impactés.

Dans le trou du Lapin Blanc

J'avais encore beaucoup de questions, alors j'ai suivi encore une fois le Lapin Blanc dans le trou d'Internet. En effet je me retrouvais dans un véritable terrier, un monde d'ombres qui me laissait épuisée après chaque voyage révélateur. Un rapport menait à un autre. J'ai compris à quel point j'en savais peu sur l'industrie de l'avortement. Je me suis retrouvée face à bien des choses que je ne voulais tout simplement pas savoir, que je ne voulais pas voir et que je voulais oublier. Certains couloirs bifurquaient vers le triste catalogue des méthodes et protocoles d'avortement, et d'obtention de tissus ; d'autres s'ouvraient sur le monde du don et de la transplantation d'organes. Souvent, au détour d'un couloir, je découvrais que quelqu'un était passé par là avant moi ; en fait, il était clair que d'autres personnes avaient consciencieusement fait des recherches et écrit sur ce sujet des recherches sur tissus fœtaux et sur l'industrie des vaccins depuis de nombreuses années. Ce qui m'intriguait, c'était de savoir pourquoi leurs recherches – bien documentées, s'appuyant sur les rapports industriels, et non sur des conjectures ou de vagues rumeurs – n'étaient pas plus connues, même parmi les personnes qui étaient résolument pro-vie et bien informées par ailleurs.

La franchise de certains rapports concernant la recherche sur tissus fœtaux, alors même que l'*establishment* scientifique devenait plus réticent au début des années 1970, était souvent surréaliste. Les rapports que j'ai trouvés ne concernaient pas que les recherches pour les vaccins, mais tous avaient un point commun : il s'agissait de recherches qui causaient des souffrances inouïes à des bébés vivants ayant survécu à l'avortement.

Dans cet univers parallèle, les journaux rapportaient des faits concrets sur la vivisection fœtale, comme dans cet article du *San Francisco Chronicle* datant du 19 avril 1973, intitulé : « Opérations sur des fœtus vivants ».

> *Lors de ses voyages réguliers en Finlande, le Dr Jerald Gaull injecte un produit chimique radioactif dans le fragile cordon ombilical de fœtus fraîchement retirés de l'utérus de leur mère lors d'un avortement.*

> *À chaque fois, le fœtus est beaucoup trop jeune pour survivre, mais pendant la brève période où son cœur bat encore, Gaull, chef de la recherche pédiatrique à l'Institut de Recherche Fondamentale sur le Retard Mental de l'État de New York, à Staten Island, l'opère ensuite pour lui retirer le cerveau, les poumons, le foie et les reins afin de les étudier.*

L'article poursuivait :

> *Le Dr Robert Schwartz, chef du service de pédiatrie de l'Hôpital général métropolitain de Cleveland, se rend en Finlande dans un but similaire. Après l'accouchement d'un fœtus, alors qu'il est encore relié à sa mère par le cordon ombilical, il prélève un échantillon de sang. Puis, après avoir coupé le cordon, il opère « aussi rapidement que possible » cet être avorté pour lui prélever d'autres tissus et organes.*

Gaull argumentait : « Ce que nous essayons de faire n'est pas immoral ; ce qui est immoral, ce qui est une terrible perversion de l'éthique, c'est de jeter ces fœtus dans l'incinérateur comme on le fait habituellement, plutôt que d'en tirer des informations utiles. »

L'article, qui abordait le sujet d'éventuelles restrictions au financement de ces recherches, était honnête dans ce qu'il décrivait et quant à son absence de cautionnement moral.

Les restrictions potentielles en matière de financement conduisirent à un autre voyage dans un autre long couloir, bordé d'articles, de documents scientifiques et de témoignages au Congrès sur la recherche sur les tissus fœtaux et les questions éthiques qui en découlent. J'ai trouvé que les discussions sur les restrictions proposées au niveau fédéral étaient particulièrement révélatrices.

Un article paru en 1988 dans le *Hastings Journal* partait du principe que le prélèvement de tissus sur des fœtus vivants mais non viables était déjà pratiqué :

> *La restriction fédérale la plus pertinente est peut-être l'interdiction de toute forme de recherche sur un fœtus vivant non viable* ex utero *qui mettrait prématurément fin à la vie du fœtus. Cette interdiction peut être pertinente, car la procédure requise pour la transplantation de tissu cérébral fœtal accélérerait la mort d'un fœtus vivant. Ainsi, si une restriction similaire était imposée aux transplantations de tissus fœtaux, elle interdirait le prélèvement de tissus cérébraux fœtaux et, potentiellement, d'autres types de tissus, sur des fœtus vivants non viables.*

En 1976, un rapport du fabricant de médicaments *Batelle-Columbus Laboratories* reconnaissait le rôle de la recherche sur des fœtus vivants dans quatre avancées médicales : l'amniocentèse, le syndrome de détresse respiratoire et, ce qui est important pour cet article, les vaccins contre la rubéole et le facteur rhésus : « Il ressort de l'étude du développement des quatre cas sélectionnés… que la recherche sur les fœtus humains vivants a joué un rôle important dans chacun d'entre eux. » Le rapport préconisait de ne pas restreindre ce type de recherche.

À ce stade de mes pérégrinations dans le terrier du Lapin Blanc, je me débattais toujours avec un sentiment d'irréalité. Peut-être comprenais-je mal quelque chose ! Des recherches sur des fœtus humains vivants ? Il n'y a pas de lois sur ce genre de choses ? On parle beaucoup des restrictions sur l'utilisation et la recherche sur les fœtus aux États-Unis. Pourtant, alors que les restrictions fédérales aux États-Unis vont et viennent en fonction de qui occupe la Maison Blanche, il est clair que la recherche sur les fœtus vivants non viables se poursuit, dans le but d'obtenir des échantillons de tissus les plus frais possible, pour la transplantation ou la recherche.

Elle peut avoir lieu sans financement fédéral, en opérant à l'étranger, ou simplement en occultant ces quelques minutes critiques entre l'accouchement du bébé et le moment où les tissus sont envoyés au laboratoire. Comme le dit la journaliste Suzanne Rini dans son livre *Beyond Abortion :* A Chronicle of Fetal Experimentation :

> *Les chercheurs [...] qui reçoivent des tissus issus d'hystéroctomie et d'avortements au deuxième trimestre par des méthodes connues pour produire des bébés vivants, déclarent un peu trop vite que leurs tissus proviennent de « fœtus morts ». Il existe un stade intermédiaire dont peu de gens parlent.*

La sociologue britannique Julie Kent, parlant de la recherche sur les tissus fœtaux au Royaume-Uni, déclare qu'une « non-conformité encadrée » caractérise les pratiques actuelles… ». Il semblerait que ce soit également le cas aux États-Unis.

Cette « non-conformité encadrée » peut aller jusqu'aux plus hauts niveaux, comme le montre une enquête sur le trafic de fœtus humains impliquant la *Food and Drug Administration*. Entre 2012 et 2018, la FDA a dépensé des milliers de dollars pour obtenir des tissus de foie et de thymus pour des recherches sur des souris humanisées. Des centaines de pages de courriels, obtenues par le groupe de responsabilité juridique *Judicial Watch*, documentent les arrangements pour que des tissus de fœtus humains, entre 16 et 24 semaines de gestation, soient livrés « frais, expédiés sur glace humide ».

D'autre part, il existe certainement des normes industrielles : les normes de « bonnes pratiques cliniques », les « bonnes pratiques de fabrication » (GMP), etc. J'ai vite compris que ces normes sont destinées à protéger le consommateur et à garantir la pureté du produit final ; elles n'ont rien à voir avec la protection du fœtus. Les mots « immédiatement disséqué » et « frais » apparaissaient fréquemment, généralement sous la rubrique « matériaux et méthodes ». Là encore, l'intention est de rassurer le consommateur sur le fait que le produit n'est pas contaminé.

Le langage du Chapelier Fou

> *Je ne comprends pas ce que vous voulez dire, répondit Alice. – Naturellement ! s'exclama-t-il en rejetant la tête en arrière d'un air méprisant.*

Le moins que l'on puisse dire, c'est que le vocabulaire de la recherche scientifique et médicale abonde en euphémismes. Comme Alice essayant de comprendre le Chapelier Fou, il est possible, pour le profane, de lire des comptes rendus de recherche sans comprendre pleinement ce qui est décrit. Par exemple, « isoler » signifie « couper », tout comme « dissocier ». Même lorsqu'il s'agit de non-humains, la littérature hésite à utiliser certains termes. Ainsi, une souris gestante, après avoir subi une ablation de l'utérus sous anesthésie, est « sacrifiée » – et non tuée.

C'est ainsi que je me suis trouvée à m'interroger sur un rapport de la revue *Liver Transplantation* décrivant une technique permettant d'obtenir des cellules hépatiques fœtales. L'étude en question « a été réalisée avec des tissus donnés provenant de 15 avortements sur prescription médicale ». L'article décrivait

« la canulation de la veine porte fœtale à l'aide de techniques de microchirurgie et la perfusion vasculaire *in situ* de foies fœtaux humains à partir de 18 semaines de gestation ». Il décrivait ensuite en détail la procédure de dissociation des tissus et de prélèvement du foie.

Mes soupçons ont été confirmés par une section dans un manuel, qui décrivait plus précisément la procédure comme une « méthode de perfusion *in vivo* en cinq étapes par canulation de la veine ombilicale pour isoler les cellules hépatiques des fœtus à la fin du deuxième trimestre ».

Traduction : après un avortement, des tissus hépatiques ont été prélevés sur 15 bébés vivants. L'expression *in vivo* (« chez le vivant ») permet de confirmer que la microchirurgie et le prélèvement de tissu hépatique ont été effectués sur des bébés vivants.

Bien que la procédure ait été effectuée pour obtenir des cellules pour la transplantation de cellules hépatiques, et non pour la culture cellulaire, le but était exactement le même : obtenir le tissu le plus frais possible.

À ce stade de mes recherches, l'incrédulité prit le dessus. Je ne pouvais tout simplement pas croire ce que je lisais en ligne. Quelques clics plus tard et je possédais mon propre exemplaire de *Hepatocyte Transplantation*, où, à la page 283, je trouvai la procédure *in vivo* décrite, avec des photos en couleur à la page 288.

Pour le non-scientifique, la lecture de travaux de recherche sur des non-humains peut apporter des éclaircissements. Ainsi, en lisant un rapport sur la recherche sur les cellules souches cardiaques dans lequel il était écrit que des cœurs de fœtus humains étaient reliés à un assemblage de Lagendorff (dispositif qui peut entretenir un cœur battant artificiellement en dehors du corps), je n'ai pas tout de suite réalisé que ces cœurs devaient provenir de sujets vivants. Après avoir lu que des cœurs étaient extraits de rats vivants et anesthésiés pour une procédure similaire, il m'est devenu évident que les rats devaient être euthanasiés après et non avant la procédure.

Généralement, les rapports de prélèvements de tissus sur des animaux de laboratoire mentionnent la mort de l'animal et précisent si celle-ci est survenue avant ou après le prélèvement des organes. Parfois, ils détaillent la manière dont l'animal a été tué. Les rapports sur les bébés ne mentionnent pas les signes de vie du fœtus avorté, ni sa mort.

On peut se demander pourquoi la mort du fœtus n'est pas notée, en particulier lorsqu'un avortement a été organisé pour délivrer un fœtus intact.

Pourtant, des études sur des prématurés à leur deuxième trimestre indiquent que la durée médiane de survie hors de l'utérus, sans intervention, est d'environ une heure. Une étude britannique portant sur 1 306 naissances prématurées entre 20 et 23 semaines de gestation remarquait que si « beaucoup sont morts dans les minutes qui ont suivi l'accouchement », à 20 semaines la durée médiane de survie était de 80 minutes ; à 23 semaines, elle était de 6 heures. (Cette étude excluait 437 bébés ayant survécu à un avortement).

Pour résumer : l'industrie des vaccins entretient depuis longtemps un lien troublant avec celle de l'avortement, et ce lien demeure fort aujourd'hui. Le public est souvent nourri de demi-vérités réconfortantes, voire même de décervelage, de *gaslighting*[384], lui faisant croire que les avortements qui nous ont donné les vaccins actuels étaient une aberration ou une façon d'apporter quelque espoir après une tragédie inévitable.

Pourtant, quelques voix persistantes continuent d'affirmer que la réalité est bien plus sombre. Mais ces affirmations sont-elles exagérées ? Le fait que des bébés soient délibérément avortés afin de produire un fœtus intact et vivant est indiscutable et étayé par la littérature médicale des années 1930 à nos jours. Le fait que des scientifiques n'aient eu aucun scrupule à disséquer des bébés vivants à des fins de recherche est également documenté. Est-il probable, voire indiscutable, que cette action brutale ait conduit

384. Manipulation émotionnelle visant à faire douter le sujet visé.

à la création des lignées cellulaires utilisées pour les vaccins d'aujourd'hui ? Acker et d'autres experts affirment que oui, en se basant sur le principe simple que les cellules vivantes destinées aux lignées cellulaires ne peuvent pas être dérivées d'un corps mort.

Puis-je le prouver ? Pas sans l'ombre d'un doute. Pourtant, il est clair que la recherche sur des bébés vivants non désirés – des « non-personnes humaines » – s'est poursuivie pendant de nombreuses années et continue aujourd'hui. Les preuves sont là pour ceux qui veulent les trouver.

Monica Seeley

Post-face

Sollicité comme correcteur de la traduction française, j'ai bien sûr lu avec le plus grand intérêt cet ouvrage extrêmement documenté, qui me semble, parmi les parutions de ces dernières années, le plus objectif et le plus riche en informations utiles sur ce sujet controversé qu'est la vaccination.

«Le vrai scandale des vaccins, ce n'est ni le problème des lobbies ni celui des militants anti-vaccins ou de tel ministre de la santé, c'est l'ignorance dans laquelle sont les Français. Tout repose sur des pétitions de principe», écrit le professeur Didier Raoult[385].

Ce même auteur nous rappelle la phrase prononcée sur France-Télévision, en 2015, par Mme Marisol Touraine, alors ministre des Affaires sociales et de la Santé: *«La vaccination, ça ne se discute pas!»*

Amis lecteurs, remerciez donc Pamela Acker de vous avoir fourni des faits avérés pour éclairer solidement le débat: toutes ses affirmations sont référencées et donc aisément vérifiables.

Les vaccins: rupture d'équilibres

Tous les vaccins ont été expérimentés bien avant de connaître le système immunitaire, en se fondant sur l'hypothèse qu'un microbe atténué pouvait susciter une immunité sans provoquer la maladie rattachée au même germe virulent, en leurrant en quelque sorte le système.

Mais que savait des conséquences cellulaires et physiologiques de son initiative le Pr Weil-Hallé qui, en 1924, sous l'influence

385. D. RAOULT, *La vérité sur les vaccins*, Neuilly, Éd. Michel Lafon, 2018, 221 p.

de Calmette, diluait du BCG (bacille tuberculeux bovin atténué) dans les biberons des nourrissons pour les protéger d'une tuberculose familiale? À la lumière des connaissances actuelles de l'immunologie et de la génétique, la réponse à cette question est aujourd'hui, cent ans après: rien ou presque rien.

Pamela Acker nous décrit ce système immunitaire chargé, selon le mot de Jean Dausset[386], «de la défense contre le non-soi dans le respect du soi». Ce système prodigieux d'intelligence a été qualifié de «cognitif, mnésique et régulé».

De leur côté, les maladies infectieuses ont, comme toute maladie, une étiopathogénie en amont (les étapes entre la cause et la manifestation morbide), et une physiopathologie en aval (mécanismes physiologiques impliqués dans l'apparition des symptômes et des complications), qui ne peuvent se réduire à la seule biologie de l'agent infectieux – microbe ou virus. Selon Marc Daeron[387], au moins trois équilibres dynamiques sont identifiables:

- l'équilibre agent pathogène-hôte (on disait autrefois le «terrain»), ce qui fait parler d'interactions, d'adaptation, de coévolution réciproques;
- l'équilibre réponse-non réponse, basé sur des messages entre les récepteurs de cellules effectrices ou régulatrices et des populations de cellules activables; le système immunitaire est tellement puissant et potentiellement toxique que sa réponse doit être en permanence ajustée et tempérée par des boucles de régulation complexes largement encore à découvrir;
- enfin l'équilibre entre protection et pathogénicité souligne l'ambivalence de l'immunité. Dans la COVID-19, par exemple, la gravité de la maladie pulmonaire est liée notamment à «l'orage cytokinique» induit chez l'hôte à un degré d'ailleurs

386. Immunologue, Jean Dausset (1916-2009) reçut le Prix Nobel en 1980 pour sa découverte en 1958 du complexe majeur d'histocompatibilité: ce qui permet de connaître la compatibilité entre le donneur d'organe et le receveur.
387. M. DAERON, «"Booster" le système immunitaire? Pas si simple» *in Science et pseudosciences*, n° 336, avril-juin 2021, p. 57-63.

variable d'un individu à l'autre. Alors, est-ce le virus qui tue ou l'incapacité de l'hôte à arrêter l'inflammation ?

Dans ces conditions, injecter un vaccin n'est-ce pas croire qu'on dispose d'un bouton marche-arrêt unique et suffisant ? D'accord pour vouloir renforcer l'immunité ! Mais laquelle : la bénéfique ou la pathogène ?

Efficacité, utilité des vaccins

J'aurai ici en vue la vaccination des populations générales, saines par définition, par opposition à celle de populations ciblées à haut risque.

Les comparaisons rétrospectives « historiques » d'incidence ou de mortalité sous l'effet d'un vaccin, souvent avancées pour juger de l'efficacité des vaccins, n'ont que peu de valeur : on a déclaré le BCG efficace quand l'incidence et la mortalité de la tuberculose ont décru à la suite de l'introduction du vaccin, mais elles avaient baissé également avant la vaccination et ont continué à baisser après son arrêt. Les pays ne vaccinant pas avaient la même régression de ces paramètres.

L'efficacité d'un traitement par rapport à l'absence de traitement ne peut s'évaluer, en toute rigueur, que par des essais thérapeutiques prospectifs portant sur des groupes de patients ou de sujets sains : une population cible soumise à un risque précis, avec des critères d'inclusion et d'efficacité définis à l'avance (par exemple l'incidence de nouveaux cas de maladie ou bien le taux d'anticorps ou la mortalité), et en répartissant les sujets à l'aveugle, par tirage au sort, dans chacun des deux bras : groupe placebo et groupe recevant le vaccin, idéalement en double aveugle[388]. Merci ! Pamela, d'avoir lancé cette bombe confirmant les données du Dr Michel de Lorgeril[389].

388. Dans ce cas ni les patients ni les médecins ne savent qui reçoit le placebo et qui reçoit le vaccin. Les biais statistiques sont réduits.

389. M. de LORGERIL, *Introduction générale à la médecine des vaccins*, Escalquens, Le Chariot d'or, 2018, 125 p., et du même auteur : *Les vaccins à l'ère de la covid-19*, Éd. Kiwi, avril 2021, 450 p.

Pour beaucoup de vaccins obligatoires ou recommandés, **il n'y a pas d'essai comparant la mortalité qui prouve que la mortalité du groupe vacciné soit inférieure à celle du groupe non vacciné**. Pour la population générale, cela signifie qu'en l'état actuel supprimer tous les vaccins ne modifierait pas la mortalité ou, du moins, plus exactement, que nous n'avons pas les bases statistiques pour affirmer l'inverse comme certaines affirmations fréquentes: «Des millions de vie ont été sauvées par la vaccination!», «la vaccination est vitale!», etc.

À supposer qu'un vaccin soit **efficace** (protection, production d'anticorps spécifiques), serait-il obligatoirement **utile** à l'individu vacciné ou à la société? La réponse est: non! **L'efficacité est nécessaire mais non suffisante pour justifier la généralisation d'un vaccin.**

À quoi servirait un vaccin contre une maladie infectieuse qui n'immunise pas?

À quoi servirait un vaccin, s'il existe un traitement efficace et sans danger pour la maladie déclarée?

À quoi servirait un vaccin contre une maladie disparue? En France, fin 2017, les vaccins obligatoires étaient censés protéger contre la diphtérie, le tétanos et la poliomyélite dont il n'y avait alors plus aucun cas autochtone... depuis des années.

Pourquoi faudrait-il vacciner contre des maladies bénignes, par exemple la COVID-19 chez les jeunes adultes?

Toxicité

En effet, s'adressant à une population saine, le bénéfice attendu doit être pesé et comparé au risque d'effets secondaires personnels ou généraux dans la population vaccinée (balance bénéfice /risque).

Dire qu'un vaccin pourrait s'avérer toxique apparaît comme un crime de lèse-majesté dans la «Patrie de Pasteur»! Mais pourquoi un vaccin ne serait-il pas potentiellement toxique? «*Assurer que le vaccin ne présente aucun danger et qu'il est l'arme fatale face au virus relève d'une communication utopique et autoritaire du siècle passé, qui s'apparente à de la propagande.*[390] »

« *Nier l'apparition possible d'effets secondaires est un mensonge qui, tôt ou tard, finit par être découvert, avec, en prime, un retour de bâton*[391]. »

Dans la revue *Sciences et pseudosciences*, numéro 336 d'avril-juin 2021, un article intitulé *Vaccins effets secondaires* ***réels et imaginaires*** signé « Les Vaxxeuses », collectif qui a pour but, je cite, « de diffuser des informations factuelles sur les vaccins sur les réseaux sociaux », fait état des effets secondaires des vaccins pour les qualifier d'imaginaires : ainsi rougeole et autisme, hépatite B et sclérose en plaques, vaccin et mort subite du nourrisson. Dans cet article, on ne trouve pas un seul mot sur les effets secondaires bien réels et admis par tous. En particulier la narcolepsie, maladie hautement invalidante formellement associée au vaccin anti H1N1 – vaccin qui par ailleurs s'est révélé totalement inutile – n'est pas même citée…

Les effets secondaires des vaccins sont sous-estimés car sous-déclarés, voire souvent niés, en France comme aux États-Unis. C'est encore un mérite de Pamela que de nous le montrer.

Il serait facile, je crois, de corréler le nombre cumulé de doses de vaccin antigrippal délivrées et l'incidence quasiment épidémique des lymphomes chez les sujet âgés, au cours des dernières années. Certes, corrélation n'est pas raison ! Là encore, les études rétrospectives ont leurs limites, comme dans le cas de l'étude de l'efficacité. Il nous manque des études prospectives contrôlées et randomisées[392], qu'il faudrait étudier vaccin par vaccin… avec un long recul sur plusieurs années. Il nous faut pourtant en citer une, relevée par Michel de Lorgeril[393] : la vaccination par DTP injectable associée au vaccin antipolyomyélite oral chez les enfants de 6 à 36 mois a doublé la mortalité non spécifique en Guinée-Bissau.[394]

390. Didier FEBVREL cité par D. RAOULT, *op. cit.*, p. 75.
391. D. RAOULT, *op. cit.*, p. 28.
392. De l'anglais *random* : « aléatoire, fait au hasard ».
393. M. de LORGERIL, *Introduction générale à la médecine des vaccins*, Escalquens, Le Chariot d'Or, 2018, p. 61.
394. P. AABY, « Evidence of increase in mortality after the introduction of diphteria-tetanus-pertussis vaccine to children aged 6-35 months in Guinea-Bissau : a time to reflection »,.*Frontiers in Public Health*, 2018 - 6, p. 1-10.

Pamela nous fournit des données référencées, peu connues et extrêmement intéressantes, sur la protection conférée vis a vis de certains cancers par les maladies infantiles bénignes, aujourd'hui retardées ou supprimées par la vaccination. Dans son analyse des mécanismes de substitution des maladies aigües, la recrudescence des maladies auto-immunes et des allergies trouve enfin des bases explicatives biologiques et immunologiques.

COVID 19 en France

Le livre de Pamela Acker a été publié en 2020, mais la crise sanitaire – comme il est convenu de l'appeler – éclaire les politiques vaccinales et actualise son livre. Ce qui s'est passé en France en 2020 devra rester présent à la mémoire des Français. Dès le 23 mars 2020, le Ministre des Solidarités et de la Santé, médecin lui-même, s'est permis de signer un décret interdisant l'usage d'une substance depuis longtemps autorisée sur le marché : l'hydroxychloroquine qui, prise au début en association avec un autre produit, avait pour seul inconvénient de *pouvoir* être efficace chez les malades COVID-19. Je considère qu'il avait le droit de juger ce traitement inefficace, mais pas celui de l'interdire. Surtout à un moment où les critères d'inefficacité n'étaient pas probants et les critères de toxicité étaient fallacieux.

Cette même gouvernance a refusé de valider, favoriser ou même simplement étudier divers autres traitements atoxiques potentiellement favorables : vitamine D, vitamine C, sulfate de Zinc, etc. Plus récemment, au moment où j'écris ces lignes, elle semble refuser une ATU (autorisation temporaire d'utilisation hors AMM) pour l'ivermectine, qui aurait des effets curateurs et même préventifs majeurs. Tout apparaît donc organisé pour **empêcher l'usage des traitements atoxiques potentiellement curateurs chez les malades déclarés et pour favoriser la vaccination avec des vaccins mal étudiés, de toxicité incertaine ou inconnue chez des sujets sains.** Faut-il d'abord ne pas nuire[395] ou d'abord nuire ?

395. La formulation grecque hippocratique : ὠφελέειν ἢ μὴ βλάπτειν, *ôphéléëin ê mê blapteïn,* « faire du bien, ou au moins ne pas faire de mal », se trouve inversée dans la locution latine : *primum non*

La préparation des vaccins anti-COVID-19 a été précipitée, même si leur réalisation industrielle est par certains côtés une prouesse technique pour tenter de pérenniser un ARN messager grâce à des nano-transporteurs lipidiques dans les cellules cibles[396]. **L'AMM (autorisation de mise sur le marché) européenne n'est pas définitive mais seulement conditionnelle. Les essais doivent être considérés comme toujours en cours jusqu'au terme des délais fixés pour chaque vaccin.** Ces délais concernent aussi «les preuves de qualité pour la substance active et le produit fini».

Face à cette maladie non immunisante, du fait de variants, le vaccin aura en réalité tout au plus l'efficacité d'un vaccin contre la grippe et non les 95 % annoncés. L'étude du premier vaccin commercialisé présentait un recul insuffisant, inférieur à six mois, au moment où il fut autorisé. Il semble qu'il n'y ait aucun essai vraiment randomisé en double aveugle dans l'étude pivot. **Aucune étude ne montre de différence de mortalité entre le groupe vacciné et le groupe non vacciné.**

À la question d'un citoyen français s'étonnant de ne pas recouvrer sa liberté une fois vacciné, le ministre a répondu de façon formelle que le vaccin ne devait pas empêcher les mesures sociales: distanciation, port du masque, etc., et que le vaccin ne diminuait pas la transmission du virus. Cette affirmation a été confirmée par **une décision du Conseil d'État du 11 mars 2021, admettant «l'incertitude qui demeure sur l'activité du vaccin concernant la transmission du virus»**. *Quid* de l'immunité collective? *Quid* du consentement éclairé?

À quoi sert le vaccin? Est-on sûr qu'il ne promeut pas les variants et ne stimule pas la production d'anticorps facilitant l'infection, dont l'existence, signalée par Pamela Acker, nous a été judicieusement rappelée par un célèbre prix Nobel?

---

nocere, deinde curare, «d'abord ne pas nuire, ensuite soigner», locution attribuée à Auguste François Chomel (1788-1858).

396. Le lecteur féru de biologie moléculaire devra lire l'article de l'ingénieur inventeur Bruno PITARD paru dans *Pour la Science* n° 522 d'avril 2021 et intitulé «Les vaccins à ARN ouvrent une voie thérapeutique puissante».

J'écris ce texte quelques jours après le décès d'un jeune Nantais, étudiant en médecine, mort d'une thrombose après vaccination. Qui a recommandé à cet étudiant de se faire vacciner contre une maladie inoffensive à son âge? Peut-être avait-il lu le communiqué de l'Académie de médecine du 14 décembre intitulé «Vaccin pourquoi hésiter?» Est-il mort par altruisme? Qui est responsable de ce décès? La question se pose: en effet, la vaccination n'est pas strictement obligatoire, donc l'État français n'est pas censé prendre en charge les séquelles de tels accidents; en décembre 2020, l'Ordre national des médecins a posé la question de la responsabilité, en demandant au ministre de l'assumer en lieu et place des médecins vaccinateurs, tout en recommandant une vaccination au niveau national. Le ministre a répondu que la solidarité nationale indemniserait les victimes d'accidents vaccinaux COVID-19, sur la base des indemnisations des vaccins obligatoires...

Foi et science

Pamela aggrave son cas en précisant au début de son livre qu'elle était catholique, que son christianisme l'aidait à approfondir sa connaissance scientifique, et réciproquement. À ces mots, j'entends déjà des «officiels» dire qu'elle sort du domaine scientifique et donc qu'il n'est pas nécessaire d'examiner ses arguments.

En quoi le fait d'être catholique rend-il son avis scientifique inexact? Par définition, elle croit en un Dieu créateur de l'univers et de l'«homme à son image», harmonie dans l'harmonie. Ce Dieu est donc ingénieur et artiste du vivant, «merveilleusement généreux» selon la formule de l'auteur. Tous les médecins raisonnent en finalistes, fût-ce sans le dire, pour mieux comprendre les processus physiologiques: ça leur fait gagner du temps. Croire que les choses ont un sens intelligible me semble plutôt stimuler la recherche de lois et de vérités scientifiques: «Dieu ne joue pas aux dés»...

La marchandisation du vivant et l'usage des embryons humains avortés à des fins de cultures cellulaires révolte l'auteur – à juste titre, me semble-t-il – comme tout être humain normal, je veux dire catholique ou non, mais respectueux de sa propre espèce. Les embryons humains n'auraient-ils pas autant de droits que les animaux ?

Liberté de la vaccination

Pamela Acker démonte la notion d'immunité collective vaccinale, toujours moins durable que l'immunité naturelle induite par la maladie elle-même, comme s'agissant d'un objectif probablement peu utile et de toutes façons inatteignable en pratique du fait notamment de l'efficacité inférieure à 100 % des vaccins et de l'inégalité des sujets vis-à-vis de la transmission à l'intérieur d'une population. Cette notion d'immunité collective est pourtant le fondement de l'obligation vaccinale (justifiable seulement pour des maladies infectieuses hautement contagieuses), tout comme du concept de vaccination altruiste : « je me protège moi et les autres », le but étant d'obtenir une « couverture vaccinale optimale ». Or la première épidémie de COVID-19 a régressé seule en 2020, sans vaccins, après avoir touché environ 20 % de la population française.

Cette obligation, à laquelle les Français sont soumis depuis plus de cent ans, même pour des maladies non transmissibles, est le motif principal du rejet ou de l'hésitation vaccinale. Que répondre à cet argument de bon sens formulé en 1949 et toujours actuel : « En refusant de me faire vacciner, je ne nuis à personne ; je ne peux transmettre ce mal qu'à ceux qui, comme moi, ont préféré en courir le risque. Et à ceux qui me reprocheraient de les avoir contaminés en repoussant la vaccination, je répondrais : vous n'avez qu'à vous faire vacciner vous-même et vous ne craindrez plus rien, ni de moi ni de personne ! »

La loi du 4 mars 2002, dite loi Kouchner, relative aux droits des malades et à la qualité du système de soins, oblige à ce que tout acte de diagnostic, de traitement ou de prévention, recueille le consentement libre et éclairé du patient lui-même et ce consentement peut être retiré à tout moment. Un médecin qui enfreint cette loi commet une faute qui engage sa responsabilité civile et l'expose à une sanction disciplinaire.

Pour avoir refusé de laisser vacciner leurs deux enfants par des vaccins hexavalents mais contenant les trois valences DTP obligatoires avec d'autres, un couple de parents a été convoqué par la justice et fut condamné[397]. Le Conseil constitutionnel, sollicité par leur recours, a estimé que la vaccination obligatoire était conforme à «l'exigence constitutionnelle de la protection de la santé». Comprenne qui pourra!

L'historien de la santé Patrick Zylberman, dans son livre *La guerre des vaccins* (2020)[398], fait en réalité la guerre aux «antivax», qualifiés d'anti-scientifiques, sans jamais citer un seul essai clinique validant un bénéfice en survie pour un vaccin quelconque, comme d'ailleurs ne le fait aucun auteur de livres sur les vaccins [sauf Michel de Lorgeril]. L'immunité collective est pour lui un fait acquis en tout lieu et pour toute épidémie passée, présente ou future. Zylberman nous explique: la loi donnant des droits au malade ne concerne que son médecin personnel; pour l'État et sa «santé publique», cette loi ne s'applique pas: «l'obligation prime; la loi vient après». Circulez! L'obligation, ça ne se discute pas...

Et pourtant!... *«l'homme n'est pas tenu d'obéir à l'homme quant à ce qui touche la nature du corps, mais seulement à Dieu, puisque tous les hommes sont naturellement égaux: par exemple, dans ce qui regarde la nourriture du corps et la génération d'enfants[399].»*

Après la constatation de décès par thrombose chez des adultes jeunes vaccinés par un vaccin anti-COVID particulier, le professeur Axel KAHN a pu déclarer: «La mortalité est plus forte chez les jeunes vaccinés que chez les jeunes malades du COVID[400]»... Peu de temps après, les autorités sanitaires françaises ont autorisé la vaccination des adolescents avec des vaccins différents mais cousins. Comment ne pas s'insurger contre une loi qui voudrait me rendre complice du meurtre ou de la mutilation d'un innocent? De telles lois ne créent pas une obligation de conscience, ce qui veut dire qu'on peut les enfreindre avec sérénité. *«Par exemple,*

397. D. RAOULT, *op. cit.*
398. P. ZYLBERMAN, *La guerre des vaccins*, Paris, Éd. Odile Jacob, décembre 2020, 352 p.
399. S. THOMAS d'Aquin, *Summa theologiæ*, IIª-IIæ, q. 104, a. 5, concl.
400. https://twitter.com/i/status/1387516974666817540

quand un dirigeant impose à ses sujets des lois onéreuses qui ne se rapportent pas à l'utilité commune [au bien commun], *mais plutôt à sa propre cupidité ou à sa propre gloire ; soit en raison de leur auteur, lequel présente une loi en outrepassant le pouvoir qui lui a été confié. [...] Des lois de cette sorte sont plutôt des violences que des lois*[401]. »

Ajoutons : « *Tout individu a droit à la vie, à la liberté et à la sûreté de sa personne*[402]. » Être opposé à l'obligation vaccinale ne signifie pas être systématiquement opposé au principe de la vaccination, ni même à son utilisation si elle est validée ; c'est même le contraire : l'obligation, qu'elle soit imposée par la loi ou par le chantage au « pass sanitaire », finira par faire rejeter tous les vaccins dans le même sac poubelle, y compris des vaccins potentiellement utiles.

Citons le Dr Joseph Roy : « *Le point de vue de la civilisation en matière de vaccins a été parfaitement exprimé par le gouvernement royal de Hollande, quand il a aboli la loi de vaccination jennérienne*[403]*, à la suite d'accidents mortels. Voici cette déclaration :* "Même en supposant que la vaccination soit un préservatif contre la petite vérole, le gouvernement n'aurait pas le pouvoir de la prescrire, car le gouvernement ne doit pas disposer du corps des citoyens **même s'il est convaincu que cette mesure est favorable**"[404]. »

C'était dans le monde d'avant. Mais l'avenir appartient aux hommes qui ont la mémoire la plus longue... La vérité, chère Pamela, nous rendra libres !

Bernard Roullet

Médecin honoraire des Hôpitaux. 15 mai 2021

---

401. S. THOMAS d'Aquin, *Ibid.*, q. 96, a. 4, concl.
402. Déclaration universelle des Droits de l'Homme, du 10 décembre 1948.
403. Vaccination jennérienne : vaccination contre la variole lancée par l'Anglais Édouard JENNER (1749-1823),
404. J. ROY, *La santé et la liberté*, 1956, chez l'auteur, 71 p.

Index

F

G

H

I

J

L

M

N

O

P

R

S

T

V

W

Z

Table des matières